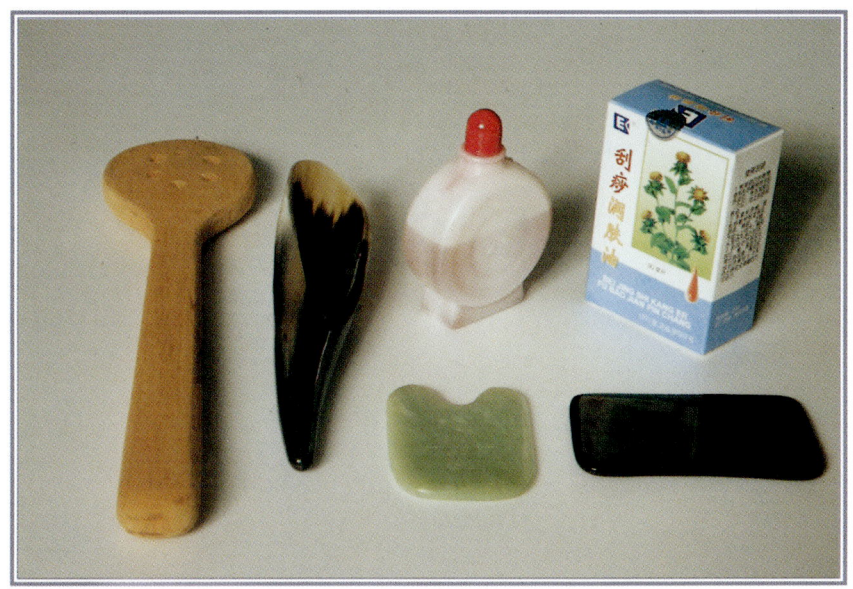

▶ **꽈샤 도구** : 꽈샤봉, 물소뿔, 활혈제, 꽈샤판

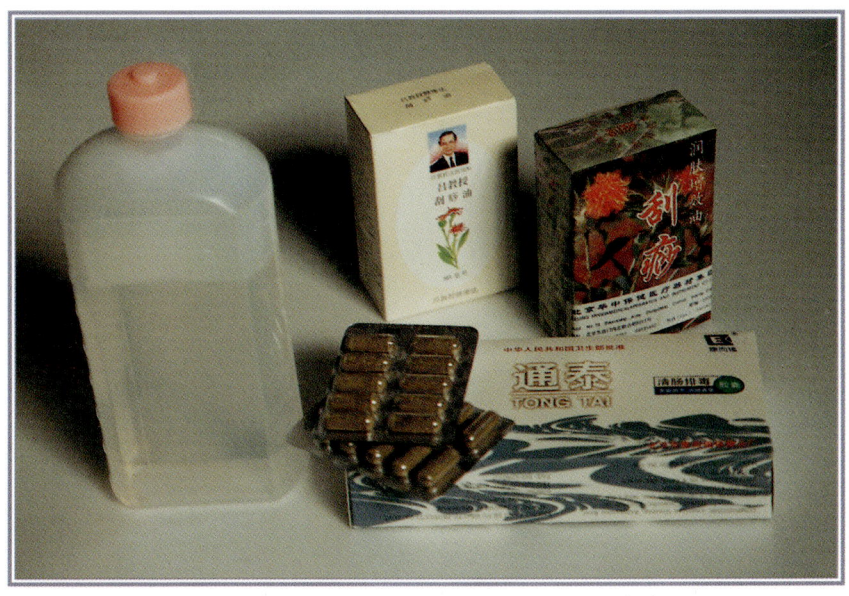

▶ 여러 가지 꽈샤 활혈제와 꽈샤시 복용하는 통타이

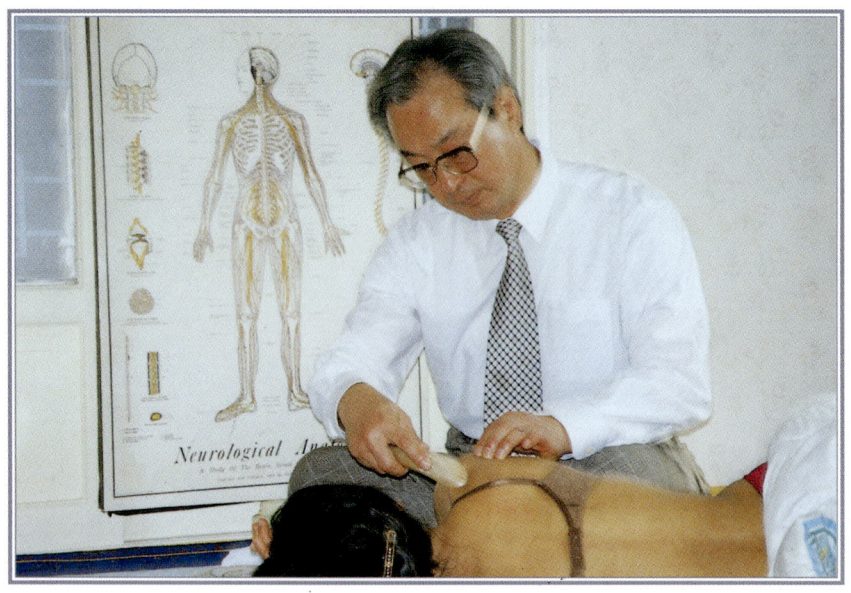

▶ **긁기 방법** : 옆으로 누운 자세로 어깨, 팔, 겨드랑이(견우, 거골, 견정, 비노, 후액, 배봉)를 긁는다.

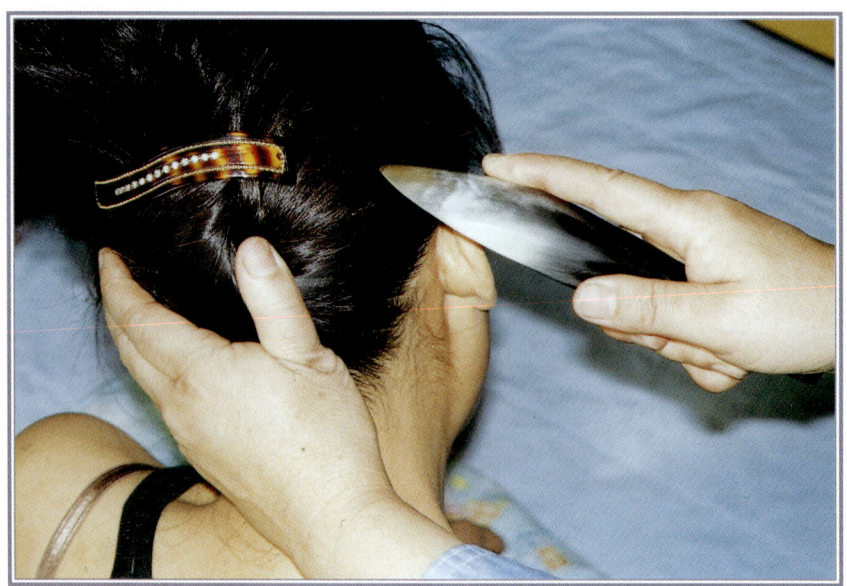

▶ **긁기 방법** : 앉은 자세로 머리 양옆(부맥, 천충, 각손)을 긁는다.

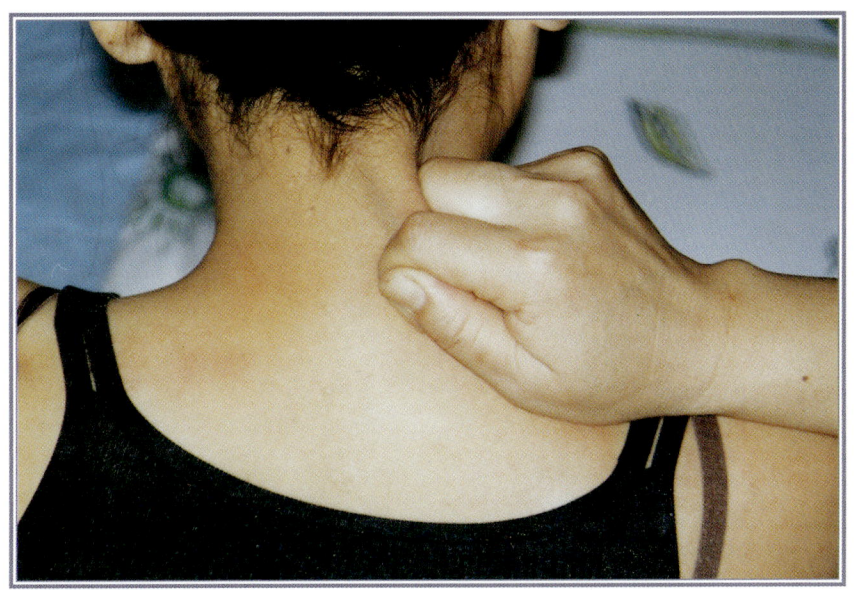

▶ **뜯기 방법** : 앉은 자세로 목 주위(천창, 천용)를 뜯는다.

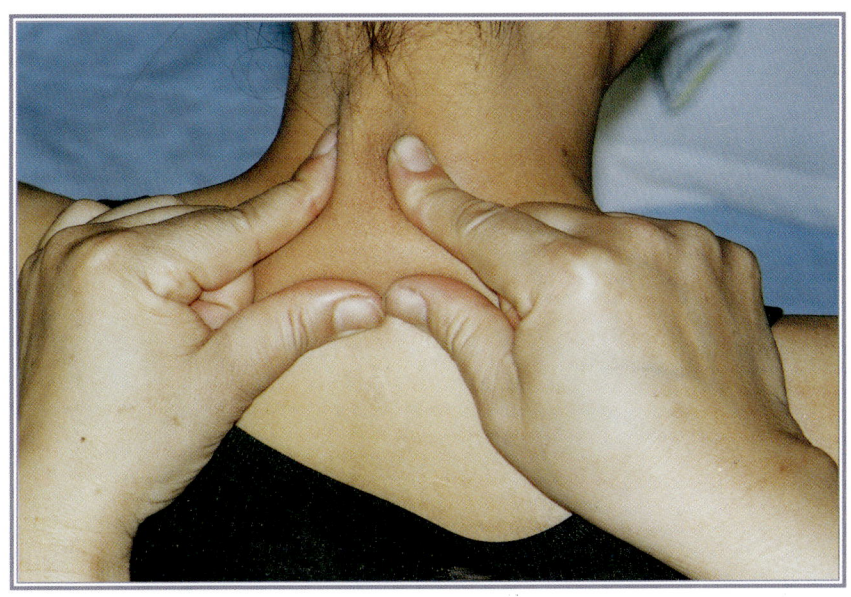

▶ **양손 집기 방법** : 앉은 자세로 목 뒤(후항, 신식, 척중, 통혈)를 집는다.

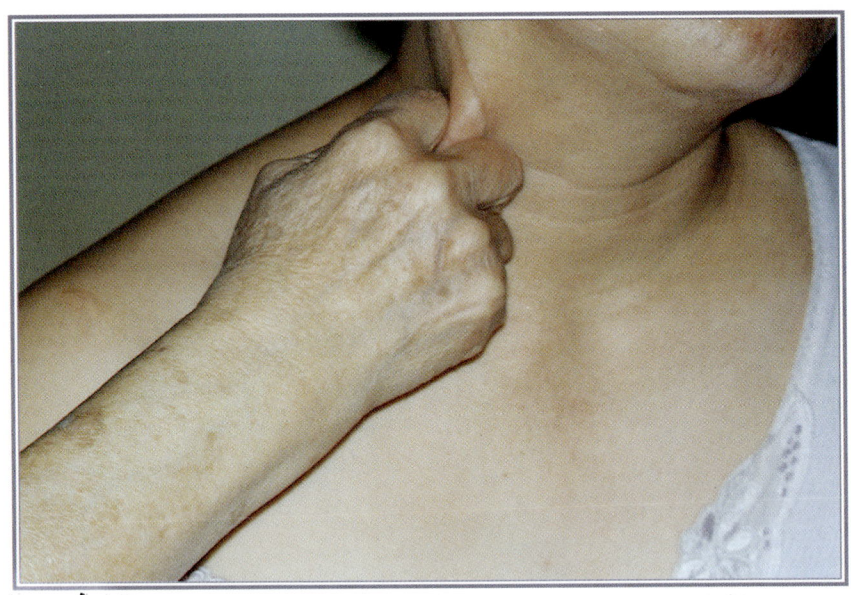

▶ **뜯기 방법** : 앉은 자세로 목 앞쪽(부돌, 천정)을 뜯는다.

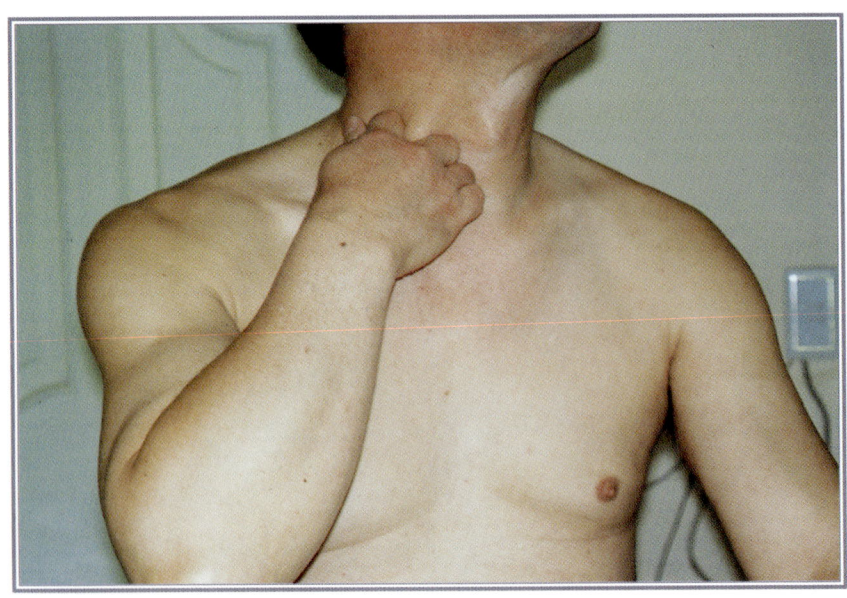

▶ **뜯기 방법** : 앉은 자세로 목 앞쪽(경중, 작령, 인영)을 뜯는다.

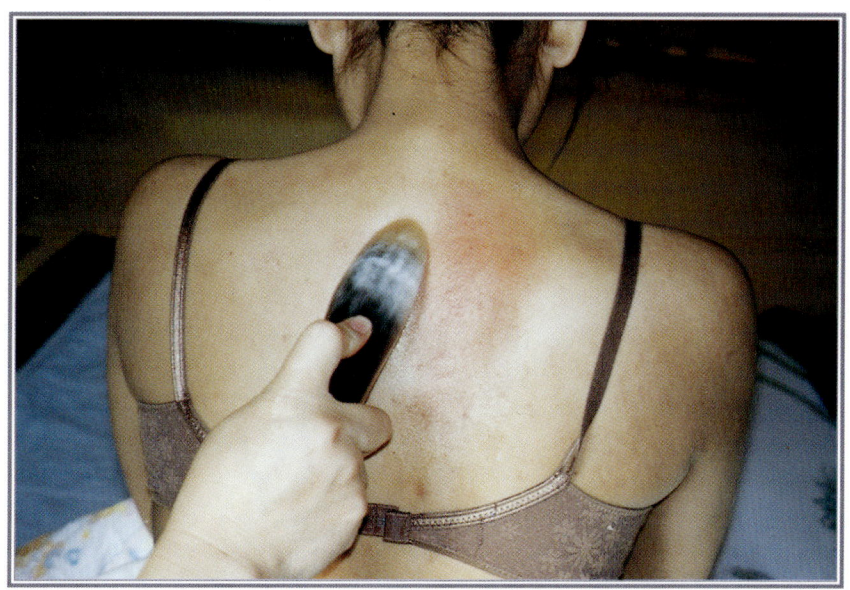

▶ **긁기 방법** : 앉은 자세로 등(풍문, 대저, 백호)을 긁는다.

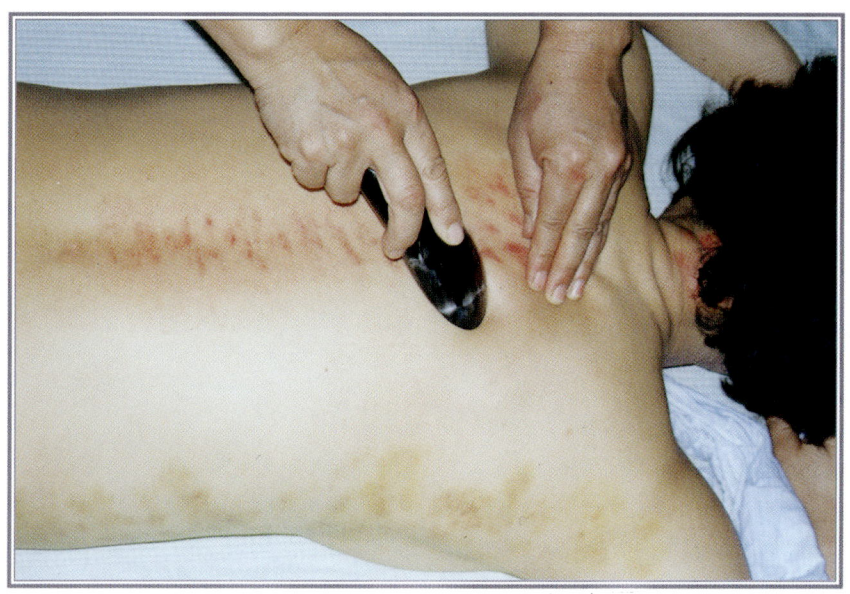

▶ **긁기 방법** : 엎드린 자세로 등(신주, 폐유, 영대, 근축)을 긁는다.

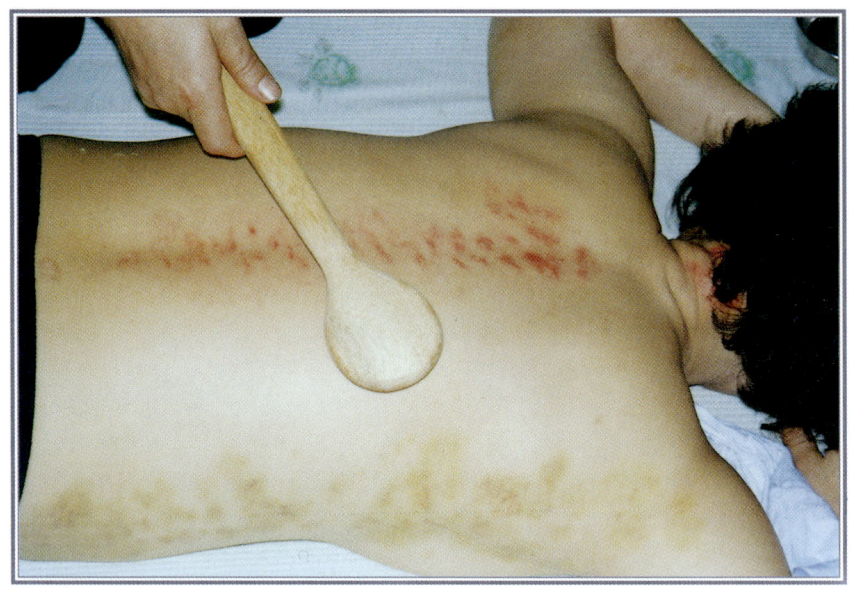

▶ **꽈샤봉으로 두드리기 방법** : 엎드린 자세로 등(중추, 척중, 간유, 양강)을 두드린다.

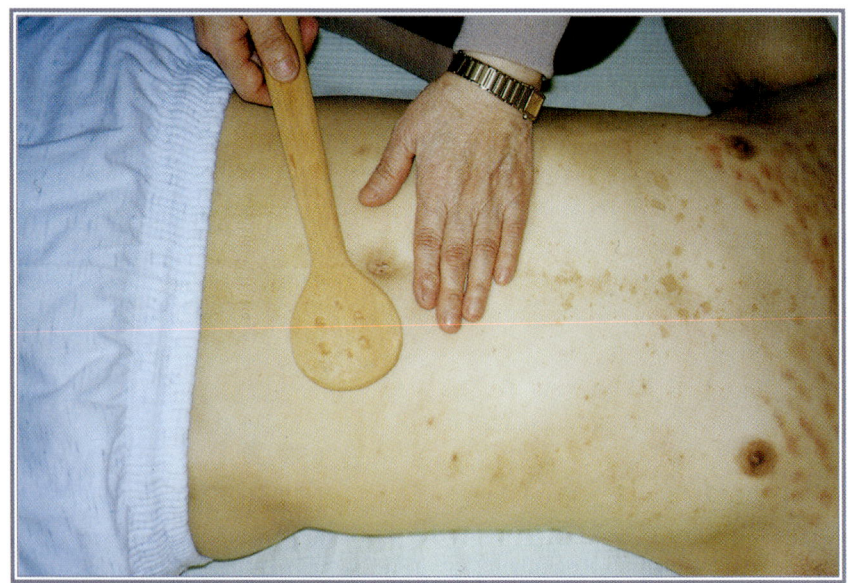

▶ **꽈샤봉으로 두드리기 방법** : 누운 자세로 배(천추, 외릉, 중주, 황유)를 두드린다.

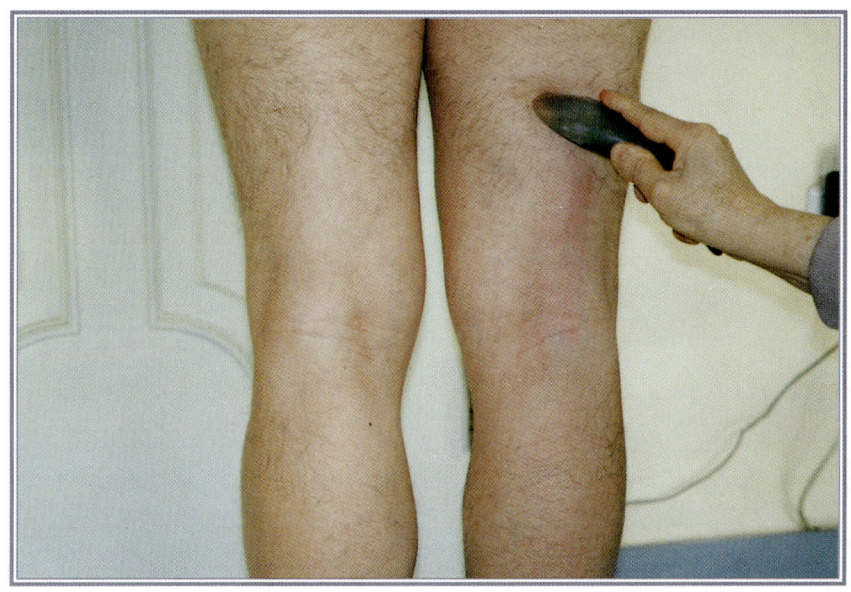

▶ **긁기 방법** : 선 자세로 다리 뒤쪽(은문, 부극, 위양, 위중)을 긁는다.

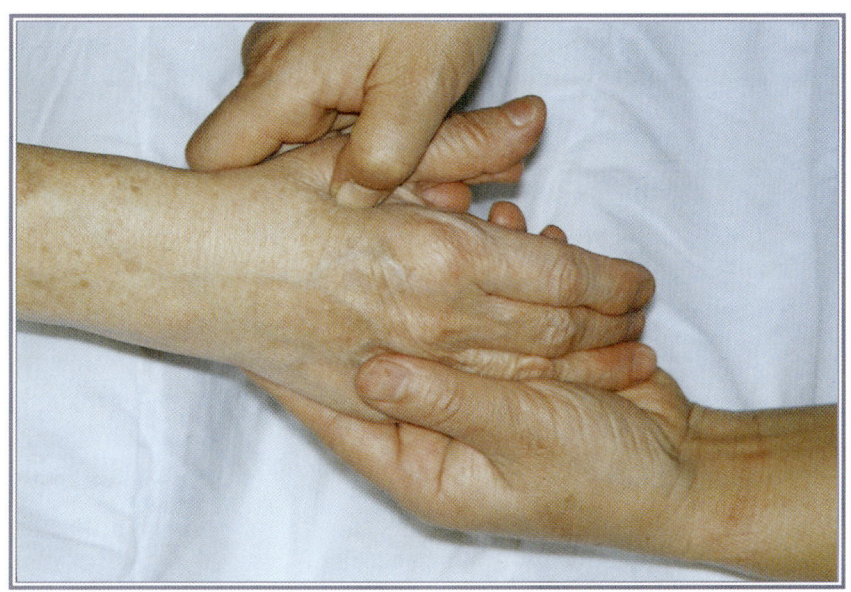

▶ **점안(누르기) 방법** : 엄지손가락으로 손등(삼간, 대도, 합곡)을 점안한다.

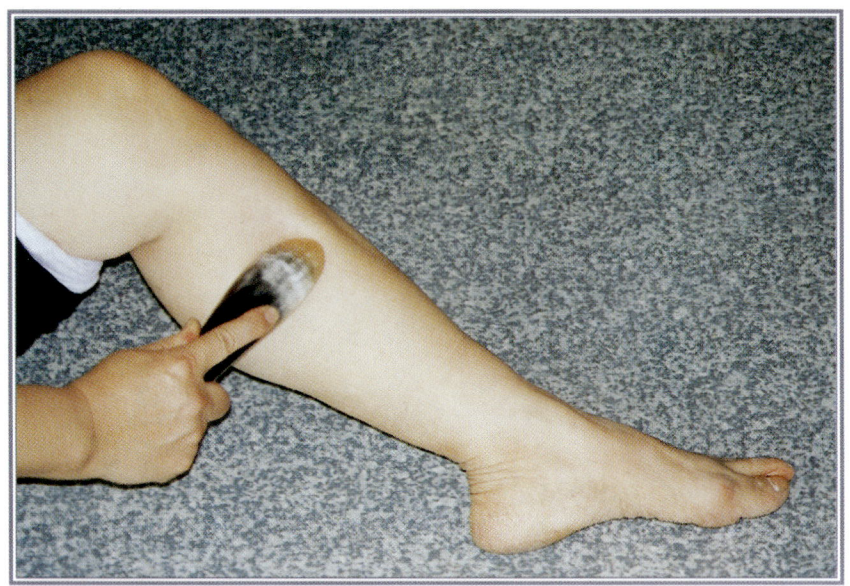

▶ **긁기 방법** : 자신의 다리 안쪽(음릉천, 지기, 중도, 누곡)을 긁는다.

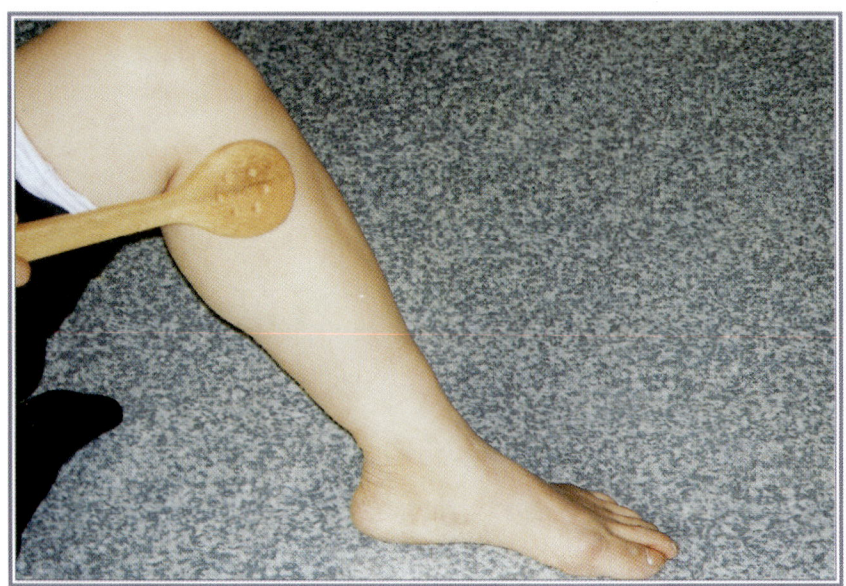

▶ **꽈샤봉으로 두드리기 방법** : 자신의 다리 안쪽(음릉천, 지기, 슬관)을 두드린다.

믿음의 사람들

■ 빛으로 산다
만성질환 목회자에 "건강 단비"

청혈요법 연구원장 이유선 장로

서울 안디옥교회 부설 의료선교회장 이유선장로(청혈요법 연구원장)는 영과 육의 건강을 동시에 추구하는 「全人건강법」을 전파하는데 온 힘을 쏟고 있다.

이장로는 특히 성인병이라고 불리는 동맥경화 당뇨병 고혈압등을 앓고 있는 목회자 20여명에게도 1년이상 무료상담을 계속해 오고 있다.

이장로가 전인건강법을 소개해 온 것은 지난 87년부터.

당시 심한 하혈로 신경통 호흡곤란 관절염등 합병증을 앓고 있던 장모 손남선권사(78)를 처남인 백병구장로(현 경북 예천읍 백한의원장)가 청혈요법으로 치료한 것을 보고 이에 대한 연구를 시작했다.

청혈요법은 피를 맑게해 치료하는 물리요법을 의미한다.

이같은 물리요법을 대학에서 강의했던 백장로로부터 이론적 지식과 방법론등을 전수받은 것이다. 그 뒤부터 목회자들을 포함, 1천여명의 신앙인들에게 이 방법을 소개해 왔다.

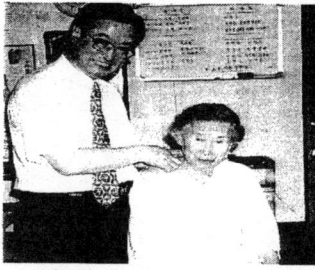

손남선권사(오른쪽)에게 청혈요법을 실시하고 있는 이유선장로.

그러나 이장로는 청혈요법만으로 각종 질병에 접근하는 것은 한계가 있다는 것을 깨닫게 됐다. 영적 건강은 육체적 건강에 직접적인 영향을 미친다는 것을 발견했다. 하나님과의 바른 관계를 맺지 못하고 있는 사람은 대부분 육체적 질병을 앓을 수밖에 없다는 「영육간 건강의 함수관계」가 있다는 사실을 알아냈다. 따라서 청혈요법을 소개해 병을 치료했다 하더라도 하나님과의 바른 관계가 형성되지 않았다면 이는 일시적인 방법일 뿐 근원적인 치료법은 못된다는 것이 이장로의 주장이다.

영육간의 건강 추구
전인치유법 도입
무료상담·치료 앞장

이장로는 바로 영적인 건강 개념과 청혈요법을 접목시켜 전인건강법으로 체계화한뒤 이를 전파하고 있다. 이를 위해 지난 92년 미국 이벤젤 크리스천대학교에서 「청혈요법을 통한 전인치유 연구」란 제목으로 자연치유학 박사학위도 취득했다.

이장로는 상담요청이 들어오면 전인건강법을 충분히 설명한뒤 일단 기도부터 한다. 그리고 영적 건강을 위해 철저히 회개하도록 간구한다. 그뒤 스포츠마사지등을 통해 몸의 긴장을 풀고 청혈요법에 들어간다.

이장로는 매주 토요일 오후 1시에 자신의 연구실에서 세미나도 개최한다(448-0384).

〈南炳坤〉

중앙일보 1997년 4월24일 목요일 건 강 HEALTH

환자를 때리고 꼬집으며 치료

중국 刮痧요법과 우리전통 안마법 결합하여 개발된 듯

■ 제3 의학

청혈요법 ㊤

최근 재미동포 2세가 쓴 베스트셀러 '할머니가 있는 풍경'(원제 : Still Life with Rice)의 주인공인 백홍용(84)씨가 6·25동란 직후 국내에 소개한 치료법이다. 소설 속에서 "할머니는 중국에서 배워온 환자를 때리고 꼬집는 이상한 방법으로 환자들을 치료해주면서 살아오셨다"고 표현돼 있다. 바로 청혈(淸血)요법이다. 평양출신의 백씨는 만주로 피난갔다가 내륙인 티베트고원 부근에서 거주하면서 이 치료법을 익혔다.

이후 백씨는 서울 흥릉에서 1958년부터 "약손 권사님"으로 유명해져 당시 이기붕 부통령의 허리통증과 박마리아의 관절염을 고쳐줘 명성을 더했다. 그러나 비과학적이라는 이유로 치료를 못하게 되자 미국으로 이민, 현재까지 LA에서 한인들에게 이를 시행해오고 있다.

'피를 맑게 한다'는 이름 그대로 체질개선 효과가 있어 인체의 자연치유력을 향상시키는 것이 곧 질병치료 효과로 이어진다는게 청혈요

최근들어 미국 컬럼비아의대와 하버드의대가 대체요법을 수용, 보조요법으로 채택하면서 그동안 의학계에서 소외됐던 제3요법들이 새삼 관심을 모으고 있다. '제도권 의학에 의해 검증되지 않았다는 이유가 곧 치료효과도 없다는 사실과 동일시돼서는 안된다'는 자연요법사들의 주장이 조금씩 설득력을 갖기 시작한 것으로 보인다. 대체요법의 세계를 들여다보는 시리즈를 마련한다. [편집자]

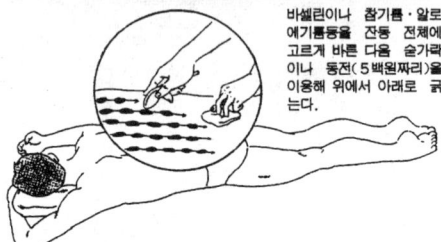

바셀린이나 참기름·알로에기름등을 전동 전체에 고르게 바른 다음 숟가락이나 동전(5백원짜리)을 이용해 위에서 아래로 긁는다.

법의 원리. 치료방식은 중국의 과사(刮痧)요법과 동의보감에 등장하는 안마법(撥法)중 손바닥으로 두들기는 고타법(叩打法)이 결합된 것처럼 보인다. 중국의 과사법은 쇠붙을 이용해 경락을 따라 피부를 긁는 방식으로 4백여가지의 질병을 치료할 수 있다고 전해온다.

시술법은 숟가락으로 긁거나, 손가락을 깍지껴 뜯거나(두 세번째 손가락을 구부려 피부를 그 사이에 넣고 꽉 집었다가 놓는다), 손바닥으로 두들기는 것으로 부위에 따라 환자가 가장 고통스러워하지 않는 방법을 사용한다.

김인곤 전문기자

중앙일보 1997년 5월 1일 목요일　건　강　HEALTH

임산부·출혈성질환엔 금물

목부터 시작~ 멍·반점 사라지면 다시 시술

제3의학

청혈요법 ⑨

시술은 반드시 목에서부터 시작한다. 그리고 목부위 시술은 손에 물을 발라 위에서 아래로 뜯는 방법을 사용하는게 좋다(그림1). 다음 잔등·가슴·복부는 손가락으로 긁는 방법을 쓰는데 이때는 참기름·바셀린·알로에 기름등을 고르게 바른 다음 손가락으로 기름을 긁어내듯이 3~4회이상 집중적으로 긁어주고 다음 장소로 이동한다. 겨드랑이등 관절부위는 섬세하게 긁어주어야 한다.

가려움을 견디지 못하거나 둔부·아랫배등 피하지방이 두터운 곳은 손바닥으로 두들기는게 좋다(그림2). 순서는 목→어깨→겨드랑이→양팔→등전체→몸통

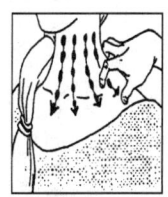

〈그림1〉

양옆→가슴→배→서혜부및 아랫배→요추부위와 둔부→양쪽 엉치부위→양다리 외측→다리 내측및 사타구니→양다리 앞쪽→양다리 뒤쪽. 두들기는 방법을 쓸때는 손목에 힘을 빼고 한 곳을 집중적으로 대략 30~40회 정도 두들긴 후 피부에 붉은 색의 팥알만한 반점들이 나타나면 장소를 이동한다. 이때 주의할 점은 반드시 환자가 아픔을 느끼지 않을 정도

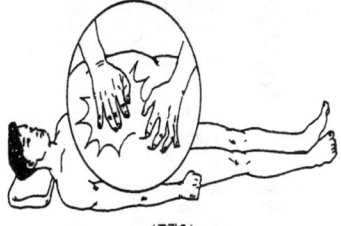

〈그림2〉

의 세기로 긁거나 두들겨야 한다는 것. 또 출혈성 질환과 전염성 질환자나 임산부에게는 절대 금물이다.

푸른 멍이나 반점이 사라지면 다시 반복한다. 청혈요법이라는 말 자체가 '피를 맑게 한다'는 뜻으로 체질개선의 효과가 있고 모든 자연요법이 그렇듯 인체의 자연치유력을 향상시켜주어 다양한 분야의 질병치료 효과를 기대할 수 있다.

대학시절 백홍용할머니로부터 직접 치료를 받고 십이지장궤양이 나은 인연으로 손자사위가 되었고 지금은 안디옥교회부설 한

국청혈요법연구원(402-2239)을 운영하는 이유선씨는 청혈요법의 이론적 근거로 서양의 '내장체표반사이론'과 동양의 '경락설'의 접목을 든다. 내장기에 이상이 생기면 피부에 반응이 나타나고, 역으로 반응점에 자극을 주면 피하 모세혈관의 혈액순환이 개선되면서 내장기의 이상이 치료된다는 것이 내장체표반사원리다. 이원장은 "고대 중국에서는 병중이 나타난 경락위주로 긁기를 했으나 현대인들은 이보다 훨씬 더 강력한 방식이어야 효과가 있기 때문에 전신시술이 필요하다"고 강조한다. 　김인곤 전문기자

보건신문

제 3130호
1997년 10월 20일

사회

'대체의학'이 뜨고있다

정통의학 대안으로 각광

유럽 美 日선 의사가 환자에 접근할 정도로 보편화

강남성모병원 가정의학과 박은숙교수는 "다국보건원에서도 대체의학에 상당한 연구기금을 제공하고 있다. 통합의학이라 말할 정도로 대체의학과 정통의학의 접목이 활발히 시도되고 있다"고 설명한다.

국내에도 한국자연치료의학연구회가 결성돼 과학적 검증작업에 박차를 가하는 등 대체의학에 대한 관심이 높아지고 있다.

오홍근회장(한국자연치료의학연구회장)은 "현재 경희의 개설돼 있는 의과대 학원에도 교양학부로 다루고 있으며, 모병원에는 조만간 의학과정도 거친 활동이 될 가능성도 조심스럽게 점친다. 세계 각국에서 적극적으로 다루고 있는 이유는 정통의학의 대안이 될 수 있다는 점, 또 많은 환자들이 대체의학을 이용해 효과를 봐 왔다는 점도 중요한 이유라고 한다.

나이가지는 움직임도 있다. 이를 반영하듯 미국에서는 이미 3개 대학에서 대체의학 과목을 두고 있다. 일본도 의사가 연구해 괜찮다고 받아들이면 본격적인 문제없이 사용하고 있는 것으로 알려져 있다. 이런 사실들은 정통의학 선진국에서도 중요성을 갖는, 관심을 갖고 접근을 활발히 시도하고 있다는 것을 잘 보여주고 있다.

"
대체의학이란 우리 몸이 갖고 있는 본래의 자연치유력을 활성화시켜 스스로 병을 이겨내게 하는 예방적 차원의 자연치료요법이다.
"

대체의학 연구 열기가 확산되고 있다. 유럽이나 미국에서는 이미 국가적 관심속에 연구돼 온 대체의학. 국내에서도 이에 관심을 갖는 대중들은 물론 정통의학을 받은 학자들이 늘어나며 연구열기가 고조되고 있다. 현대의학이 요구하는 과학적 통계자료 중도 상당부분 정립되고 있는 상황. 대체의학을 연구하는 학자들은 향후 대체의학이

이제는 제3의학, 대체의학의 시대

中國 난치병을 이기는
꽈샤 건강요법

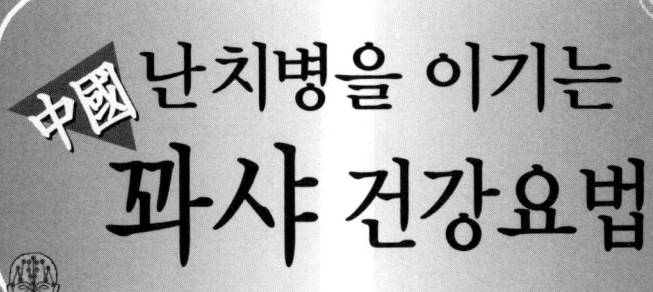

양금생(楊金生)·왕 경(王敬) 지음 / 이현초 옮김
이유선(중의 꽈샤 요법 한국 연구원 원장) 감수

아카데미북

이제는 제3의학, 대체의학의 시대

난치병을 이기는 중국 꽈샤 건강 요법

양금생(楊金生)·왕경(王敬) 지음
이현초 옮김
중의 꽈샤 요법 한국 연구원 원장 이유선 감수

아카데미북

지은이의 말

　중국 의학은 마치 하나의 위대한 보물 창고 같이 몇 천 년 전부터 많은 사람들의 병을 치료하고 동서양 의학에 커다란 공헌을 한 바 있다. 특히 꽈샤 요법은 그 중에서도 중요한 구성 요소라고 할 수 있다.
　새 천 년을 맞아 전세계는 "자연으로 돌아가자"라고 외치고 있다. 그리고 이에 따른 비약물 치료가 더욱 중시되고 있다. 이러한 시점에서 꽈샤 요법은 시술이 간편하고 저렴한 치료비와 함께 비전문가도 시술이 가능하며 부작용이 없는 등의 특별한 장점으로 인하여, 자신의 병은 자기가 고치고자 하는 많은 사람들에게 환영을 받고 있으며 또한 널리 확산되고 있다.
　꽈샤 요법은 이미 수 천 년 전부터 민간 요법으로 전래되어왔는데, 옛날 사람들은 "꽈샤를 하면 병의 반은 이미 고친 셈이다"라고 말할 정도로 민간인들 사이에 널리 활용되어왔다.
　최근 몇 년에 걸쳐 중국의 중의 연구원은 집중적으로 비약물 치료법 계통의 연구를 강화하고, 선인들의 문헌을 토대로 한 책임 연구원들의 오랜 임상 실험을 총망라하여 중국 전통의 꽈샤 요법을 승격·부활시켜 과학적인『中國刮痧健康法大全』을 발간하게 되었다.
　이 책에 의하면 이론상으로 중국의 전통 경락 학설과 꽈샤 요법의 임상 경험을 결합시켜 병 치료의 효과를 높였으며 치료상의 원칙을 지키고 증상별 치료 방법을 개발하여 이미 효과적으로 치료할 수 있는 병증은 400여 종에 이른다. 더욱이 꽈샤 용구와 꽈샤 치료 중에 함께 복용할 수 있는 약까지 개발·보급하게 되었다.

1999년부터 꽈샤 요법은 중국 국가 소속 중의약 관리국으로부터 지속적인 교육 항목으로 채택되어 중국 전지역에 보급되고 있다.

꽈샤 요법은 중의외 치료법에 속하며 우리 몸의 사기(邪氣)를 제거하고 기를 보호하며, 어독(瘀毒)을 풀고 경락을 소통하며 경혈을 조정하고 음양을 조절하며 혈액 순환을 원활히 하는 데 도움을 주는 작용을 한다.

최근 들어서는 서양 의학과 동양 의학을 결합하는 연구가 빠르게 이루어지고 있는데 꽈샤 요법 이외에도 온열 요법이나 흡입 방식을 통해 해독, 신진 대사 촉진, 면역 능력 향상, 신체 조직 구조 조정, 독소의 체외 배설 등의 치료 효과를 보이기도 한다.

우리는 중의 연구원 북경침구골상대학원의 유학생인 이현초 학생을 5년 전부터 자주 만나면서 그의 부친인 이유선 원장이 한국에서 청혈 요법에 종사하는 것을 알게 되었다(50여 년 전 그의 할머니(백홍용, 89세)가 중국에서 꽈샤 요법을 배워간 후 한국에서 시술한 것이 근거가 되었음). 이들은 수십 년 동안 진지하게 연구를 거듭하여 꽈샤의 8가지 방법 중의 하나인 '사흔(瘀痕)'의 방법으로 수많은 질병을 고칠 수 있었다.

다행히 이 원장과 북경에서 교류할 수 있는 기회가 생기게 되어 이 원장의 청혈 요법의 독특한 견해와 학식을 알게 되었고, 그것은 중국 비약물 요법의 또다른 공헌임을 밝힌다. 그는 중국의 꽈샤 요법을 접하기 전에 이미 자신이 연구한 청혈 요법에 대한 저서를 남겨 이를 한국에 널리 알리고 보급하는 데 힘쓰고 있었다. 이를 통해 우리는 그가 전통민간요법의 계승을 위해 부단히 노력해온 것을 알 수 있었다.
  우리는 이 글을 통해 『기적을 일으키는 꽈샤 건강법』의 출판을 축하하며 중국 중의 전통요법이 세계 각국의 사람들에게 행복을 가져다주길 진심으로 기원한다.

2000. 2. 1

중국 중의 연구원 교수   중국 북경 중의 대학교 교수
중국 의학 비약물요법학회 비서장   북경 꽈샤부항건강연구센터 주임
『북경꽈샤건강법』의 저자   『중국부항건강법』의 저자

옮긴이의 말

　제가 북경으로 중의학을 공부하러 온 지 3년만에 귀중한 보물을 발견하게 되었습니다. 그것은 바로 『刮痧療法』이라고 하는 중의 서적입니다. 중국에서는 우리 나라의 청혈 요법이 꽈샤 요법이라고 불리우는 체계적인 의학으로 연구되고 있었고 책으로도 많이 나와 있었던 것입니다.
　어릴 때부터 감기, 몸살 등 잔병이 있을 때마다 수시로 부모님께 청혈 요법 치료를 받아왔던 저는 늘 부모님의 자랑 섞인 말씀을 들어왔고 체험을 통하여 이 치료법이 평생을 두고 대를 이어 연구할만한 가치가 있다고 생각했습니다. 부모님께서는 30여 년 동안 이러한 치유활동을 해오셨고 청혈 요법을 소개하는 책을 펴내실 때도 중국의 꽈샤 요법이 있다는 것을 모르고 계셨는데 저는 이 꽈샤 요법 책이 부모님이 하시는 청혈 요법의 의학적 근거를 제시하고 있어서 곧바로 번역 작업에 들어갔습니다.
　부족한 점이 있을 때마다 『刮痧療法』의 저자 양금생(楊金生) 박사님과 북경 중의 대학교 왕경(王敬) 교수님께 찾아가 도움을 받았고, 번역 과정에 어려움이 많았지만 중국의 꽈샤 요법이 우리 나라에 소개되어, 민간요법으로만 알려져 있던 청혈 요법을 의학적으로 증명할 수 있다는 보람과 자부심으로 끝마칠 수 있었습니다.
　이제 우리 나라에도 꽈샤 요법이 자연치료방법으로 널리 알려져 병마로 고생하는 많은 사람들에게 하나님께서 주신 건강을 되찾게 하는 좋은 기회가 되기를 기도합니다.

중국에서 **이현초**

감수의 말

　약과 수술을 중심으로 한 정규 의학만으로는 현재 만연하고 있는 만성 질병을 완치할 수가 없음을 많은 사람들이 실감하고 있습니다. 국민의 건강을 최우선의 과제로 삼아야 하는 의술마저도 수익성이 있는 방면으로만 발전하기 마련이어서 비용이 적게 들고 수익성이 적은 건강법에 대해서는 연구가 소홀한 것이 지금 우리의 현실입니다.
　다행히 최근 들어 텔레비전, 신문, 잡지 할 것 없이 현대 의학이 그 한계를 넘어설 수 있는, 이른바 대체의학, 대안의학, 제3의학의 돌풍이 불고 있다고 소개하고 있습니다.
　첨단 의료수준을 자랑하는 미국에서도 최근 들어 컬럼비아 의대와 하버드 의대가 대체요법을 수용하여 보조요법으로 취했습니다. 그리고 세간에서는 이를 일러 의료혁명이라고까지 말할 정도입니다.
　현재 세계적인 추세로서, 약을 쓰지 않고 생약과 대체요법만으로 병을 예방하거나 치료를 할 수 있는 자연의학을 정규의료계에서 받아들여야 한다는 운동이 일어나고 있을 뿐만 아니라 대체의료로 암을 비롯한 만성 질병을 완치한 예가 많으며 지금은 독일, 미국, 멕시코, 일본의 여러 병원에서 자연 의학으로 환자를 치료하고 있습니다.
　제도권 의학에 의해 검증되지 않았다는 이유가 곧 치료 효과도 없다는 말과 동일시되어서는 안 되는 것입니다.

우리 나라의 의료 제도권도 자연요법에 의한 바른 의학을 수용하여 제도화함으로써 우리 고유의 의학이 역수입되는 것을 막고 국민 건강을 위한 예방 의학을 가르치고 배워서 환자들에게 치료법의 선택에 대한 권리를 주어야 할 것이며 현재와 같이 공급자가 일방적으로 선택한 치료법만을 고집하는 것은 비과학적인 것입니다.

저는 중국의 꽈샤 요법을 대하기 전에 백홍용 할머니에게서 청혈 요법을 전수 받은 후 이를 체계화하여 소개한 책『어? 숟가락으로 병을 고쳐…』(1996, 서울문화사 발행)를 교재로 하여 많은 요법사들을 배출해왔습니다.

그런데 중의학 공부를 위해서 중국에 유학 가 있는 딸이 중국의 민간 요법이며 우리의 청혈 요법과 매우 비슷한 꽈샤 요법 서적을 우리말로 번역함으로써 비로소 중국에도 우리 나라의 청혈 요법과 동일한 비법이 있음을 알게 되었습니다.

대구대학교의 백병구 교수(경북 예천읍 백한의원 원장)도 경혈과 청혈 요법 강의를 해왔고 이와 비슷한 끝개 요법, 서각 요법, 패각 요법이라고 하는 것들이 있지만 결국 그 근원인 이 꽈샤 요법은 이 세대와 다음 세대까지 이어지는 자가치료 민간요법으로 활용됨과 동시에 정규의료의 대체요법으로서 대중요법이 될 것임을 확신합니다.

감수를 마치고,
중의 꽈샤 요법 한국 연구원 원장 **이유선**

차례

지은이의 말 · 옮긴이의 말 · 감수의 말
내가 체험한 꽈샤 건강법

제1부 꽈샤 요법이란?

꽈샤 요법이란? 48
꽈샤 요법의 기원 49
꽈샤 요법의 효과 50
꽈샤 요법 준비물 54
꽈샤 조작 방법과 부위 57
꽈샤시 주의 사항 63
꽈샤 자세 65
꽈샤 부위 68
각 부위별 꽈샤 방법 69

제2부 꽈샤 치료의 원칙

꽈샤 치료의 원칙 72
경락 74
기경 8맥 77

혈위 ·· 78
14경혈 ·· 83
혈 선택의 원칙 ··· 85
꽈샤 요법으로 할 수 있는 치료 범위 ····················· 87
꽈샤 요법 금기 사항 ··································· 89
꽈샤 요법시 준비 사항 ································· 91

제3부 병별 꽈샤법

내과 병증

감기 ·· 95
기관지염 ·· 97
기관지 천식 ··· 99
폐기종 ·· 101
폐렴 ·· 103
폐결핵 ·· 105
흉막염 ·· 107
횡격막 근육 경련(딸꾹질) ······························ 119
오심 구토 ··· 111
급성 위장염 ··· 113
만성 위염 ··· 115
소화성 궤양 ··· 117
소화 불량 ··· 119
위하수 ·· 121
담석증(담낭염, 담교통) ································ 123
복통 ·· 125
만성 결장염 ··· 127

세균성 이질 ………………………………………… 129
만성 간염 ………………………………………… 131
변비 ………………………………………………… 133
고혈압 ……………………………………………… 135
저혈압 ……………………………………………… 137
관상동맥경화증 …………………………………… 139
풍습성 심장병 …………………………………… 141
폐심병 ……………………………………………… 143
심율 이상(부정맥) ………………………………… 145
혈전 폐색성 맥관염 ……………………………… 147
빈혈 ………………………………………………… 149
백혈구 감소증 …………………………………… 151
만성 신염 ………………………………………… 153
비뇨 계통 감염 …………………………………… 155
비뇨 계통 결석 …………………………………… 157
전립선염 …………………………………………… 159
양위(임포텐츠) …………………………………… 161
유정 ………………………………………………… 163
조루증 ……………………………………………… 165
갑상선 기능 항진증 ……………………………… 167
당뇨병 ……………………………………………… 169
비만 ………………………………………………… 171
두통 ………………………………………………… 173
편두통 ……………………………………………… 175
삼차신경통 ………………………………………… 177
안면신경마비 ……………………………………… 179
얼굴 근육 경련 …………………………………… 181
늑간신경통 ………………………………………… 183

다발성 주위신경염 ·· 185
신경쇠약 ·· 187
불면 ·· 189
건망증 ··· 191
중풍 후유증 ··· 193
중서 ·· 195

외과 병증
낙침 ·· 197
경추병 ··· 199
견주염(오십견) ·· 201
테니스 앨보우 ·· 203
늑연골염 ·· 205
만성 요통 ·· 207
요추간판 돌출증 ··· 209
좌골신경통 ··· 211
풍습성 관절염(류머티스) ······································· 213
무릎 관절통 ··· 215
비장근 경련 ··· 217
복사뼈 관절 급성 염좌 ··· 219
발뒤꿈치 통증 ·· 221
치질 ·· 223
탈항 ·· 225
좌창(여드름) ··· 227
심마진(두드러기) ··· 229
대상포진 ·· 231
신경성 피부염 ·· 233
습진 ·· 235

부인과 병증

월경 불순 ………………………………………………… 237
통경(생리통) …………………………………………… 239
폐경 ………………………………………………………… 241
대하증 ……………………………………………………… 243
만성 반강염 ……………………………………………… 245
자궁 탈수 ………………………………………………… 247
임신 구토증(입덧) ……………………………………… 249
산후 복통 ………………………………………………… 251
산후 결유 ………………………………………………… 253
유선 증생 ………………………………………………… 255
유선염 ……………………………………………………… 257
갱년기 종합증 …………………………………………… 259

오관과 병증

근시 ………………………………………………………… 261
청광안 ……………………………………………………… 263
백내장 ……………………………………………………… 265
맥립종(다래끼) ………………………………………… 267
이명(귀울림) …………………………………………… 269
이농(청각 장애) ………………………………………… 271
현운(현기증) …………………………………………… 273
멀미 ………………………………………………………… 275
코피 ………………………………………………………… 277
만성 비염 ………………………………………………… 279
과민성 비염 ……………………………………………… 281
만성 인후염 ……………………………………………… 283

편도선염 ·· 285
치통 ·· 287

소아과 병증
소아 고열 ·· 289
소아 경풍(경기) ·· 291
소아 기관지염 ·· 293
소아 폐렴 ·· 295
백일해 ·· 297
소아 영양 불량 ··· 299
소아 소화 불량 ··· 301
소아 유뇨 ·· 303
소아 변비 ·· 305

부록Ⅰ 상용혈위표 ······································· 308
부록Ⅱ 촌 분류별 취혈법 ······························· 325
부록Ⅲ 병별 파샤 부위 요약 정리 ······················ 327

뇌졸중으로 누워 계시던 아버지가 일어나 식사를 하실 정도

김재민
전라남도 광양시 광양읍 교회

　우리집 사람이 10여 년 동안 고생한 발가락 부분의 무좀, 습진 때문에 약이라고 하는 약을 매일 밤 발라도 효력이 없었다. 그러던 중 96년 6월 2일, 서점에서 책을 읽고 그대로 500원짜리 동전을 가지고 발등을 긁으며 내려갔는데 발가락 사이에서 핏물이 나오더니 가려웠던 발가락이 시원해졌고 멍든 것 같은 발톱이 시술 후 일주일만에 소생함을 보고는 너무 신기하고 고마워서 책 저자를 찾아 전화로 정확한 시술 방법을 확인하고 난 다음 이번에는 89세 된 아버님께도 시술해드렸다.
　아버님은 뇌졸중으로 2년 동안 누워서 대소변은 물론이고 언어 소통이 잘 안 되며 음식이 넘어가질 못할 지경에 이르렀었다. 그러던 중 숟가락 치료법(꽈샤 요법)의 책자를 탐독하면서 일주일 동안 실시해본 결과로 불면증이 없어졌고, 일어나서 음식을 잡수실 정도로 호전되었다.
　계속 3일 동안 전신을 시술한 후에는 말문이 열리면서 작은 소리로 말씀하게까지 되었고 그래서 이제는 의욕적인 희망을 가지고 간호하며 계속적으로 시술해보니 며칠만에 스스로 앉아서 식사를 하실 정도가 되어 신기할 정도가 되었다.

또한 가족 중에 겨드랑이에서 땀냄새 나는 암내도 거짓말같이 치료되어 너무나 감격하여 이 글을 쓰며, 모든 고질병으로 고생하는 분들에게는 꼭 한 번 청혈 요법(꽈샤 요법)을 전해드리고 싶다.

또한 내자의 자궁염이 심해져서 병원에서는 진단 결과 자궁암의 시초라고 하여 걱정이 태산 같았었는데 사타구니와 음부 위쪽을 동전으로 반점이 나타날 때까지 긁었더니 즉시에 가려움증이 사라지고 신기하게도 본인 자신도 모르는 사이에 자궁암을 고쳤으니 기쁨이 넘칠 뿐만 아니라 얼굴색이 빛이 나듯이 깨끗해졌음을 보고 감사함을 드린다.

우리집 건강 비결

민영빈
서울특별시 서초구 방배4동

　본인이 이 편지를 쓰게 된 것은 지난 40여 년 동안 우리 가정에서 겪은 일을 있는 대로 말씀드리기 위한 것입니다.
　1955년경 한국 전쟁이 끝나고 피난살이에서 서울로 돌아와 생활에 안정을 찾는 때였습니다. 본인의 어머니가 건강이 극도로 악화되었는데 모든 병원에서는 병이 없다는 진단이 났습니다.
　그러던 중 백권사(백홍통)라는 할머니가 오래된 중국식 민간요법으로 이 치료를 한다는 소개를 받았습니다. 처음에는 어머니의 치료상태가 이해하기 힘들 정도로 비과학적이었습니다.
　그러나 몇 달이 지나면서 본인의 어머니는 완전히 건강을 되찾았습니다. 그후 지금까지 거의 매주 그 치료를 계속 받고 있으며 금년 92세에 아직도 건강하게 지냅니다. 본인의 가족이 보기에 본인의 어머니가 건강을 유지하는 것은 오로지 이 백권사의 청혈 요법(꽈샤 요법) 덕임에 틀림없습니다.
　본인은 금년 67세 되는 사람으로서 YBM시사영어사를 40여 년간 운영해온 출판인입니다.
　본인의 어머니가 처음 이 치료의 기적같은 효과를 보던 때 본인은 대학원에 재학 중이었습니다. 그 후 본인은 물론 본인의 온 가족이, 자식들 그리고 손자들까지 이 치료를 받고 있습니다. 4대에 걸친 가족이 이 치료의 신비함을 신봉하고 있습니다.

본인의 어머니는 오랜 경험을 통해서 스스로 치료를 합니다.

숟가락으로 긁고, 작은 막대기로 팔, 손, 손잔등, 손가락, 그리고 다리, 발, 발잔등, 발가락 등을 두들겨 피멍자리를 냅니다. 이것이 그 치료의 전부입니다.

본인도 어머니의 요령을 배워 같은 방법으로 늘 자가치료를 하고 있습니다. 오늘날 본인이 이만한 정도의 건강을 유지하는 데는 이 치료가 큰 도움이 되었다고 믿습니다.

머나먼 이국땅 아르헨티나까지

백승원
아르헨티나 부에노스아이레스

 그동안 청혈치료법(쫘샤 요법)을 사사해주신 이유선 원장님께 감사합니다. 한국으로 오는 비행기 안에서 숟가락 치료법(쫘샤 요법)에 대한 기사를 읽고 귀국일자를 연기하면서까지 찾아와서 배우고 나니 참으로 내 일생에 귀중한 것을 얻어가는 감회가 깊습니다.
 이제 아르헨티나에 귀국하여 많은 교포들에게 질병의 고통에서 자유함을 얻게 할 수 있을 뿐만 아니라 딸에게도 가르쳐줄 생각입니다.
 제가 이 숟가락 치료법(쫘샤 요법)을 전수받을 결심을 쉽게 할 수 있었던 이유가 있습니다.
 제가 아르헨티나에 이민 생활을 하는 동안 중국에서 이민온 장학농(張學農)이라는 중국사람에게 사놓고 있던 아파트를 그냥 빌려주었는데 종종 아파트를 방문해보면 그 나라 장관이나 국회의원, 변호사 등 고위층의 여러 사람들의 병을 손바닥과 손등으로 두드려서 팔알만큼씩한 푸른 반점이 살갗에 나타나게 하여 고쳐주는 것을 늘 보아왔기 때문입니다.

장학농의 부친은 국부군으로 있다가 공산정권 하에서 16년간 감옥살이를 했는데 그 동안 장학농은 반동의 아들로서 깊은 산중으로 피신하여 이름까지 바꾸고 10여 년간 숨어서 살았다고 하는데 어느 절의 고승에게서 이러한 치료법을 배웠다고 합니다.

중국 본토에나 있을 줄로 알았든 이러한 치료방법이 우리 나라에서 청혈 요법이라는 이름으로 소개하는 신문 기사를 보는 순간 "아하! 이게 바로 그거구나"하고 알 수 있었고 아르헨티나에서도 관절통이나 오십견, 허리 디스크가 완치되는 것을 직접 눈으로 보아왔던 본인은 청혈 요법(꽈샤 요법)을 의심할 여지가 없었기 때문입니다.

저 자신 이곳에서 배우는 동안도 약이나 주사로 치료되지 않는 고질병, 난치병들은 이러한 동양의학적 물리치료로서 더 잘 낫는 것을 직접 체험하는 좋은 기회였습니다. 감사합니다.

어머니께 효도하게 되었어요!

이복희
인천광역시 계양구 계산동

저는 교회의 소식지에서 청혈 요법(꽈샤 요법)에 대해서 간단히 들어보았습니다. 그래서 관심이 많았습니다. 이유인 즉은 저의 뒷다리의 핏줄이 많이 터져서 보기가 흉했기 때문입니다.

원장님께 배운 다음에 처음으로 어머니(74세)께 치료를 매일 4일을 해드렸습니다. 너무 힘껏 해드려서, 시술을 마칠 무렵이 되자 저는 온몸이 땀범벅이었습니다.

어머니는 몸살이 나셔서 약방에서 몸살약을 이틀치를 지어드렸습니다. 다행히도 책이 발간되어 지금은 책을 탐독하며 어머니를 치료해 드리고 있습니다.

어머니 세대에는 쭈그리고 앉아서 일을 하셨기에 신체의 오른쪽을 많이 사용하셨습니다. 어머니의 아픈 곳이 제게 전달이 되어서 저의 몸이 너무 아팠습니다.

처음에 이유선 원장님께 전화로 문의를 하니 웬 여자분이 상세하게 상담을 해주셨습니다. 치료를 해준 사람도 치료를 받아야 한다고 하셨습니다.

제 손이 닿지 않는 부분만 어머니께서 저를 해주시고, 제 몸을 제가 5등분해서 치료하니 다시는 아프지가 않고, 체력이 떨어지지를 않습니다. 그리고 원기가 솟았습니다.

감사하고 감사한 것은 어머니의 오른쪽 허벅지에 전깃줄보다 약간 가늘은 푸른 혈관이 뭉쳐 있었는데, 지금은 많이 핏줄이 없어졌습니다. 앞으로도 어머니를 계속 치료해드려서 무병장수로 효도하겠습니다. 제 다리의 핏줄도 약간 없어지고 있습니다.

감사드립니다.

고혈압에 당뇨까지 나아

최택순
서울특별시 성북구 종암동

　10년 전 실내 인테리어 사업을 시작하지 않았을 때는 자랑할 만큼 건강한 몸을 갖고 있다고 자부하였는데, 사업을 하면서 극심한 스트레스로 인하여 고혈압이 생겼고, 병원에서 종합 진단 결과, 피로로 인한 심한 당뇨와 지방간이라는 진단을 받았다.
　무엇보다도 참을 수 없는 것은 얼굴이 불그스름하게 상기되어 언제나 술먹은 사람처럼 벌개가지고 다녀서 손님을 만나기가 겁이 나고, 상담을 기피하게 되어 사업에 지장이 많았다.
　대학 병원도 여러 곳 가봤고 약도 백방으로 수소문해서 써봤으나, 원인은 스트레스라서 스트레스를 적게 받는 것이 해결책이라는 얘기밖에 못 들었다.
　그러던 어느 날, 친지로부터 꽈샤 요법이라는 얘기를 들었다. '이번도 마찬가지겠지'하고 자포자기 상태로 꽈샤 요법을 받아보기로 하였다. 그런데 이제까지 받아오던 치료법과는 달리 약도 안 먹고 손가락으로 긁으며 치료하는 이상한 자극 치료 방법이었다. 그다지 기대는 하지 않았으나 마사지하는 셈치고 열심히 치료받고 병원에 가보니 두 달 후에 이상한 일이 발생했다.
　고혈압이 정상 혈압이 되고 지방간이 정상화되고 더구나 당뇨까지 치료되었다는 치료 결과가 나왔다. 더구나 늘 빨갛게 상기되었던 얼굴도 정상이 되어 예전같은 피부색을 갖추게 되었다.

현대 의학이 아무리 발달했어도 결국은 고치지 못했던 내 병 문제를 풀 수 있는 요법이 있다는 것은 새삼 민간 요법에 대해 놀라움을 금치 못할 뿐이다.

효과도 없이 시간만 낭비하고 돈만 허비하는 치료를 할 바에야 이렇게 좋은 치료 방법을 알고 시술 받는 것이 현명하다.

꽈샤 요법으로 나를 치료해주시고 건강한 삶을 살게 하신 선생님께 깊은 감사를 드린다.

만성 두통이 사라져

허홍구
충청북도 청주시 흥덕구 사창동

　나의 처가 뒷목이 당기고 두통이 자주 일어나 고통스러워하므로 청혈 요법(꽈샤 요법)대로 손가락 집게로 목 주위를 돌아가며 실시한 결과 두통이 약간은 가시고, 두드리기를 하였더니 피멍이 순식간에 들었습니다.
　그 후 이틀 간격으로 어깨와 겨드랑이를 두드리고 허리 부분을 두드렸을 때 무릎 관절과 장딴지 근육이 당기고 아픈 곳이 점점 좋아지고 있습니다.
　실시해본 사람은 청혈 요법(꽈샤 요법)의 효과를 체험하게 될 줄로 믿습니다. 참으로 감사합니다.

동네 어른들께 해드리는 꽈샤 요법

김명희
인천광역시 중구 도원동

　연로하신 어머니를 대상으로 금번에 배운 청혈 요법(꽈샤 요법)을 적용해보았다. 평소 몸이 불편하시고 얼마 전부터 엉치가 시큰거려 지팡이를 의지하는 상태가 되어버린 상태였는데 부족하나마 배운 내용을 되뇌면서 목부터 시도를 해보았다.
　처음에는 의아하다는 표정으로 잘 믿기지 않아 거부하시던 어머니는 다음날 아침에 일어나셔서 "얘야! 참 이상하다. 몸이 참 가뿐해진 느낌이 들고 기분도 상쾌하구나" 하시며 무척이나 기뻐하셨다. 이 사실을 동네 친구 어른들께 말씀을 드렸던지, 집에서 잠깐 휴식을 취하고 있는 사이에 동네 어른 서너 분이 나를 찾아온 것이 아니겠는가!
　나는 한 분 한 분 정성을 다해 치료에 임했다.
　사실상 나 역시 많은 의아심과 함께 불신하였는데 나에게 치료 받고 효과를 보신 분들이 나를 찾아서 기뻐하는 말을 할 때는 무척 기뻤고 무한 감사드린다.

만성 피로를 느끼지 않아

정진선
서울특별시 구로구 개봉동

　매일 새벽부터 밤늦게까지 교회 일로 피곤에 지친 남편이 새벽 기도회를 다녀오면 출근 시간까지 잠을 자야 하루를 견딜 수 있었습니다. 그런데 어느 날 저녁 청혈 요법(꽈샤 요법)으로 목 주위를 손깍지로 뜯었습니다.
　따뜻한 물을 목에 바른 후 손깍지로 목 주위를 뜯었으나 목 뒤 부분은 근육이 뭉쳐 있어서 뜯을 수가 없었습니다. 그래서 500원짜리 동전을 물에 묻혀서 먼저 긁었더니 잠시 후에는 근육이 풀어져 뜯을 수가 있었습니다.
　며칠이 지나고나자 아침잠을 자지 않아도 피곤을 느끼지 않게 되었습니다. 그 덕분에 새벽 시간을 활용하게 되어서 청혈 요법(꽈샤 요법)을 배우게 된 것을 감사하게 되었습니다.

감기까지 낫다니

이항수
충청남도 공주시 서등동

   제 아내가 너무 피곤해 하며 아침 일찍 일어나기도 힘들고 허리가 아프다길래 청혈 요법이 생각나서 아내에게 시험삼아 시술을 했습니다. 처음에는 목을 뜯고 어깨 부분을 해주었더니 그렇게 2주일쯤 지나자 새벽에 거뜬하게 일어나고 그리고는 힘이 난다고 그러면서 기뻐했습니다.
   그러던 중 하루는 나 자신의 경우 머리가 띵하고 아프고 감기 기운이 드는 것 같아서 목을 내 자신이 뜯었더니 감기가 나았습니다. 또, 다리쪽에 가려움증이 있는데 그곳에 집중적으로 두드렸더니 그곳의 가려움증이 많이 나았습니다.

차멀미에도 큰 효과

황상운
충청남도 충주시 안림동 안심리

　머리가 아프고 목이 뻣뻣해서 고통스러울 때 목을 뜯는 일과 두드리는 일을 하였더니 신기하게도 목이 부드러워지면서 머리에 두통이 사라지는 것을 느낄 수가 있었다.
　그 뿐 아니라 버스를 타고 다닐 때 차멀미가 날 때가 있었다. 그때도 목 뜯는 일을 했는데 차멀미가 금방 없어지는 신기한 일이 있기도 했다.
　또 우리 안사람이 다리가 이상하게 쥐 비슷한 것이 나서 늘 아프다고 하길래 다리를 두드리는 일을 한 30분 정도 했다. 근데 그 이후로는 다리가 아프다고 하는 일이 없는 것을 볼 때 참으로 좋은 청혈 요법(꽈샤 요법)이라고 생각이 든다.

아이가 체했을 때도 좋은 효과 봐

조성태
서울특별시 강서구 화곡본동

저의 집 아이가 17개월인데 저녁에 갑자기 토하고 기운이 빠져 쓰러져서 정신을 차리지 못하고 계속 울기만 하는 것입니다.
아이가 왜 이럴까 걱정하고 염려하면서 아내에게 물었더니 아내도 체한 것이 아니냐고 해서 다급한 김에 배운 대로 엄지와 집게 손가락 사이를 눌려서 만져주고 뜯고 등을 두드려 주었습니다.
한참 동안 만지고 두드리고 했더니 아이가 금세 잠이 들었고 아침에 자고 일어났더니 기운을 찾고 생기를 회복하여서 얼마나 감사한지 모릅니다.

돈 한 푼 안 들이고 낫다니

최윤경
서울특별시 영등포구 신길동

　결혼한 여동생이 애기를 안고 짐을 어깨에 메고 무리를 하면서 장시간 다녔더니 목이 너무 아파서 고개도 못 돌렸습니다.
　아픈 목 부분을 뜯어주었는데 아프다고 참기가 어렵다고 해도 사정없이 물을 묻혀가며 뜯었더니 그 아픈 부위는 다른 곳과 다른 색깔로 까맣고 빨갛게 나타났습니다.
　너무 아파하기에 10분 정도만 해주었는데 그 다음날 자고났더니 고개가 잘 돌아가고 아프지도 않다고 전화가 왔습니다.
　신기하게도 다 나았다고 하면서 병원에 가려고 했는데 이젠 갈 필요가 없다고 좋아하면서 청혈 요법(꽈샤 요법)이 참으로 신기하다고 놀랐습니다. 짧은 시간에 치료가 되었으니 그리고 또 한 푼도 안 들고 치료가 잘되었습니다.
　진심으로 감사하게 생각하면서 앞으로도 기회가 있으면 계속해서 치료할 생각입니다.

뇌졸중과 건선 피부병을 고친 이야기

조영재
경기도 일산시

　저는 약 33년 전에 아버님의 권유로 중국 무술에 입문하게 되었습니다. 중국 사부님 밑에서 무술을 연마하는 동안에 약하고 약한 저의 몸이 나날이 강해졌습니다.
　그러던 중에 이유선 장로님을 만나게 되었습니다. 장로님은 부족한 저에게 아무런 경계를 아니하시고, 장로님께서 오랜 세월 치료하시면서 느낀 점까지 자세하게 제게 가르쳐 주시었습니다. 저는 그래서 이 치료법이야말로 하나님께서 주신 귀한 치료법임을 깨닫게 되었습니다. 그래서 귀한 분들을 치료를 하게 되었습니다. 그 중에서 두 분만 말씀을 드리겠습니다.
　환갑, 진갑을 넘기신 대학교수님이 한 분 계시는데 이 분은 존함을 들으면 누구나 알만한 분이십니다. 이 교수님은 유럽과 미국 등지에서 주로 활동하시는데 뇌졸중, 흔히 말하는 중풍으로 많은 고생을 하셨습니다. 처음에는 독일에서 병원을 찾았더니, 이제부터는 모든 활동을 중단하고 좋은 휴양지에서 편히 쉬라고 하더랍니다. 한 번 더 증상이 나타나면 사망에 이른다는 경고와 함께요. 순간 눈앞이 캄캄해지더랍니다.

하는 수 없이 우리 나라에 들어와서 유명하다는 치료는 다 받았으나 약봉투만 쌓여갈 뿐 별 좋아지는 것이 없었더랍니다. 그리하여 고민에 싸였는데 제가 다니는 교회를 통해 저를 만나게 되었습니다. 계속해서 치료받으시기를 원하셔서 일주일에 두 번씩 6개월을 치료받으신 후, 일주일에 한 번씩 치료받으시면서 약도 80%를 줄이시고 정상적인 활동을 하시면서 2년을 치료 후, 지금은 아주 정열적으로 일을 하고 계십니다.

또다른 한 분은 건선 피부병으로 10여 년을 고생하신 분입니다. 이 분 또한 현대 의학의 여러 방법으로 치료를 하시었으나 가산만 탕진하고 급기야는 직장까지도 이 건선 때문에 그만 다니시게 되었습니다. 밤이고 낮이고 깊은 잠 한 번 못 자고 몸의 이곳저곳을 긁으니까 피가 나고 정말로 감당하기 몹시 힘이 들었답니다.

약을 바르고 먹을 때만 조금 괜찮아지다가 그 약효가 떨어지면 다시 발병하는 통에 위장, 간장까지도 상태가 안 좋아지셨답니다.

그러던 어느날, 저의 숟가락 치료법에 대해서 설명을 들으신 후 이 분의 눈에서는 확신이 서더라구요. 당장 그 날부터 치료를 받기를 원하여 치료해드리었습니다. 6개월을 치료 기간으로 정해놓고 1주일에 세 번씩 치료를 받기 시작하였습니다. 시간이 흐르면서 건선은 몰라보게 좋아졌습니다.

뿐만 아니라 치료 한 달 후부터 소화도 잘 되고 잠도 잘 자게 되었답니다. 그 후 꾸준히 치료를 받아 4개월 후부터는 이 치료를 받지 않아도 되게 되었습니다. 지금은 직장도 다시 나가게 되었고 입맛도 되찾고 아주 좋아졌다고 가끔 전화도 주십니다.

피부병도 완치

이연
서울특별시 영등포구 신길동

저는 고혈압과 피부병으로 몹시 고통 당하던 친구를 청혈 요법(꽈샤 요법)으로 치료하는 중인데 혈압은 목뜯기를 통해 무척이나 아프던 머리가 시원스럽게 낫는 기적같은 일이 일어나고, 집중력이 없고 눈이 충혈되었던 일들이 눈도 시원하고 정신도 맑다고 합니다.

혈액 순환이 잘 안 되고 피부염으로 온몸이 가려워서 밤잠을 이루지 못하고 약을 바르고 또한 손으로 긁고 고통 당하던 환자가 청혈 요법(꽈샤 요법 : 손바닥으로 두드리고 숟가락으로 긁는 치료)으로 이제는 그 피부염이 가렵지도 않고 잠도 잘 잡니다.

또 혈액 순환이 안 되던 게 두드림으로 인해 시퍼렇게 혈관이 드러나고 또한 울룩불룩 튀어나왔던 이 혈관이 며칠(일주일 정도) 지나면서부터 없어지게 되고, 발걸음이 무겁던 발길이 한결 가벼워져 걸음 걷기도 편한 일이 일어남을 감사드리며 치료 중에 설사하고 몸이 몹시 피곤하고 열이 오르고 좀 고통스러웠으나 시일이 지나면서 완전 치료가 되었다고 합니다.

본인도 때로는 저혈압으로 고통 중에 숟가락 치료법(꽈샤 요법)

을 통해 머리의 아픈 부분을 치료하며 많은 효과를 보았고 참으로 좋은 시간이었음을 감사드리며 가까운 분들에게 보급 중입니다. 손닿는 곳에는 본인은 스스로도 숟가락 치료법(퐈샤 요법)을 시행합니다. 감사합니다.

요통, 두통에 큰 효과 보았다

김철환
전라북도 부안군 주산면 소산리

숟가락 치료법(꽈샤 요법)에 감사한다.

우리 집사람이 늘 허리가 아프다고 해서 숟가락 치료법(꽈샤 요법)을 배우고 집사람에게 실시를 하였다. 놀랍게도 아프다고 하던 허리도 아프지 않다고 하고 생활에 기쁨이 있고 자신이 생기며 활기가 넘치는 가운데 온 가족이 늘 기쁨으로 살아가고 있다.

아들이 머리 아프다고 하면 이번 강의를 듣고 배운대로 실시하였더니 거짓말처럼 다 나았다.

그래서 이제는 자신감을 가지고 어머니께서 몇 년 전에 풍으로 쓰러지셨는데 시간을 내서 실시하려고 한다. 배운대로 하면 될 것으로 확신한다.

관절염에도 효과 있다

정세광
서울특별시 성북구 동소문동 1가

　아내의 뒷목이 뻐근했던 것을 목 주변이 뽀개지도록 뜯었더니 금방 시원해졌다고 좋아했다.
　그리고 만성 소화 장애가 있고 속이 더부룩했었는데 등 전체를 동전으로 긁어주었더니 어느 날부터인가 속이 편하고 소화가 잘 된다고 했고 지금도 좋은 상태이다.
　또, 어머니가 계단 내려가기가 힘들 정도로 다리가 아프시다고 해서 무릎 안쪽, 바깥쪽을 약 20분 두드리니 팥알만한 죽은 피가 무릎 여기저기 생겼다. 그후 핏자국이 사라지면서 무릎 통증도 사라졌다.
　또, 장모님이 무릎 관절염이 있으셔서, 종아리와 무릎 뒤쪽을 두드리니까 무릎 뒤쪽 전체가 순식간에 검게 변했다. 계속해서 종아리쪽으로 혈관을 따라 검은 피가 계속 생겨났다.
　약 30분간 두 무릎과 정강이를 두드렸다. 장모님은 하루는 피곤해서 누워 계셨다고 했으나 그후 다리가 가볍고 많이 나아서 걷기가 훨씬 쉬워졌다고 좋아하셨다.

류머티스에도 효과 보았다

김인호
전라북도 부안군 계화면 의복리

　동전을 사용해서 집사람에게 부탁해서 내 자신에게 시행하도록 했습니다. 목에서부터 시작해서 등으로 내려가는데 처음에는 느끼지 못하다가 완전히 하지는 못하고 어느 정도하고 중단을 했는데 끝나고 나서 보니까 빨갛게 피멍이 들었고 순간 짧게 몇 번 정신이 맑아지며 상쾌해지는 것을 느꼈습니다.
　2~3번 정도 하니까 기분이 아주 좋았습니다. 그리고 그 후에는 아픈 증세가 없어졌습니다.
　왼쪽 발등이 저리고 걸으면 발이 마비되는 증상이 있었는데 그 동안 숟가락 치료법(꽈샤 요법)으로 배운대로 두드렸더니 저리고 마비되는 증상이 없어졌습니다.
　류머티스같은 자각 증세와 함께 무릎 관절이 약해서 가끔씩 아플 때도 손바닥으로 위에서 아래로 안쪽, 뒤쪽, 바깥쪽을 두드리면 신기하게도 효과가 있습니다.

종합 병원과 한의원에서도 못 고친 내 병을

김용식
경상북도 경주시 성전동

　오랜만에 아는 사람을 만나면 왜 그렇게 얼굴이 점점 검어지느냐고 묻습니다. 속으로 은근히 걱정이 되어 한의원에 가서 진맥을 하면 간이 나쁘다고 합니다.
　그래서 좋다는 한약을 몇 년간 다려서 복용했으나 건강은 점점 나빠져 대학 병원에서 종합 진찰을 받았는데 모든 기관이 다 좋고 혈액 검사 결과도 모두 정상이라는 겁니다.
　그런데도 저는 날이 갈수록 기운이 떨어지고 의욕이 상실되며 뒷골이 땡기고 손끝이 저리고 떨리며 계단을 오를 땐 누가 뒤에서 잡아당기는 것 같고 얼굴색은 점점 흑빛이 되고 늘 눈 밑에 경련이 일어납니다.
　그래서 평소에 기인이라고 알고 있던 분을 찾아가서 사정 이야기를 했습니다. 그 분은 일생동안 높은 산에 올라가 약초를 캐고 산짐승을 사냥하는 도사(?)님인데 "당신은 피가 탁해서 그러니 피를 맑게 해야 한다"며 소개를 하여 찾아간 곳이 청혈 요법 (퐈샤 요법) 연구원이었습니다.
　이곳 경주에서 비행기를 타고 김포로 가서 다시 전철과 택시를 타야 하는 교통상의 어려움이 있고 치료비의 곱절이나 교통비가 들지만 매주 한 번씩 다니기를 4주간 하고 나니 이제는 내 병을 고칠 수 있는 것은 이 방법밖에 없는 것 같습니다.

우선 손떨림과 눈의 경련이 없어지고 몸이 가벼워졌습니다. 그후 또 4주를 더 다녔는데 지금은 술이 심하게 취했어도 이튿날 아침에 일어나면 머리가 가볍고 그렇게 기분이 상쾌할 수 없습니다.

종합병원이나 한의원을 십여 년간 쫓아다녔지만 내 병 고치기가 그렇게 어려웠는데 차츰차츰 좋아지는 것을 집사람이 보고는 앞으로 몇 년이 걸리더라도 당신은 그 치료를 계속 받으라고 말하고 있습니다.

제1부
꽈샤 요법이란?

꽈샤 요법이란?

꽈샤 요법은 중국의학의 귀중한 산물로서, 역사가 길고 방법이 독특하다. 시술하기 간편하고 안전하며 부작용이 없어서 여러 질병에 널리 쓰이고 있다. 또한 효과면에서도 매우 뛰어나다.

중국에서는 민간요법으로 약 천 년 전 원나라 때부터 전해내려오는 비약물 치료법이다.

한마디로 말하자면, 꽈샤 요법은 표면이 매끄럽고 딱딱한 기구나 손가락, 아니면 금속성 물건으로 인체 특정 부위를 긁거나 집거나 뜯는 물리적 자극을 반복해서 병을 낫게 하는 것이다.

이렇게 하여 피부 표면에 어혈점이나 어혈반, 또는 점 모양의 출혈을 만들어 체표 맥락에 자극을 주어서, 우리 몸의 기혈을 활성화시키고 정기를 보호할 뿐만 아니라, 사기(邪氣)를 내쫓으며 뭉친 독[瘀毒]을 배설하게 하고 열을 쫓으며 경기를 풀고 기혈을 뚫어 정신을 맑게 한다.

꽈샤는 안마, 부항, 침구, 방혈(放血) 등의 요법과 함께 개발된 것으로서 중국의 일반 대중이 질병과의 투쟁에서 발명한 자연요법인 것이다.

꽈샤 요법의 기원

꽈샤 요법의 기원은 매우 길다. 당나라 시대 사람들이 이를 응용하여 병을 치료하였다는 기록이 있으며 원·명 시대의 책에서도 꽈샤 요법에 대한 기록을 찾아볼 수 있다. 이러한 꽈샤법을 중국 고대 의서에서는 '가볍게 두드리는 요법'이라고 했다.

또, 청나라 시대에 이르러서는 더욱 상세하게 묘사되어 있는데 예를 들어『사장옥형(痧腸玉衡)』이라는 책의 기록을 보면 '꽈샤법은 등, 척추, 목뼈의 위아래와 앞가슴, 양쪽 옆구리 근육, 팔다리에 향유를 바르고 동전을 이용해서 문지른다. 혀는 가느다란 솔(칫솔 같은 것)로 긁고 머리나 얼굴, 턱, 목은 면사나 마사로 기름을 찍어서 문지른다'고 되어 있다.

또한『이약병문(理瀹駢文)』이라는 책을 보면, '양(陽)적인 사(邪)로 인하여 배가 아플 때는 도자기로 된 숟가락에 기름을 발라서 등골뼈를 긁어준다. 오장의 모든 경락은 척추를 지나가기 때문에 등골뼈를 긁어주면 병을 일으키는 사기(邪氣)가 내려가게 되므로 병은 자연히 낫게 된다'고 나와 있다.

그리고『송봉설역(松峰設疫)』,『관아외편(串雅外編)』,『칠십이종사증구치법(七十二種痧症救治法)』등 중국 고대의 의학 서적에도 목, 가슴, 등, 옆구리, 팔다리에 향유를 바르고 동전이나 딱딱한 단추 같은 것으로 긁어준다고 나와 있는 것으로 보아 먼 옛날부터 이미 꽈샤 요법이 널리 쓰였던 것을 알 수 있다.

꽈샤 요법의 효과

꽈샤 요법은 꽈샤 도구를 이용하여 피부의 특정 부위에 자극을 주는 것이다. 이 자극은 피부를 풀고 사기(邪氣)를 몰아내고, 구멍(눈, 코, 귀, 입, 생식기, 항문 등)을 뚫어주고, 뇌를 맑게 하여 기혈을 조정하여 통하게 하고, 열을 내리고 독을 제거하고 경맥을 소통케 하고, 락맥을 활성화하며 신경을 안정시켜 통증을 멎게 하고, 비장을 순화시키고 장의 운동을 고르게 하여 혈액 순환을 좋게 하고, 세포 대사를 추진하여 원상 회복시키고 인체의 면역력을 높인다.

그렇게 되면 인체는 수많은 질병에 대항하여 미리 예방하고 치료하는 능력이 생길 뿐만 아니라 몸을 건강하게 유지시키고 그러므로 얼굴에 화색이 돌게 된다.

그러면 어떻게 이렇게 많은 여러 가지 효과가 나타나게 되는 것일까?

이제부터 그 이유를 설명하기로 한다.

꽈샤 요법의 작용은 중의학적 이론과 현대의학적 이론으로 나누어서 말할 수 있다.

● **중의학적 이론**

꽈샤는 중국의 전통 의학 치료법이다. 이것은 어떤 기구를 사용하여 인체의 특정한 부위, 즉 경락 혈위나 양성 반응점에 자극을 줌으로써 경락의 전도 작용을 통해 인체 내부에 있는 기관이 상호 협조·조절되도록 하여 음양이 상대적으로 서로 평형이 되도록 하고, 병에 대한 저항력을 높임으로써 정기(正氣)를 돕고 사기(邪氣)를 몰아내어 병을 치료하기에 이르는 것이다.

꽈샤의 치료 효과는 다음의 두 가지를 얻을 수 있는데, 첫째는 꽈샤 작용의 성질과 양적 문제이고 둘째는 인체의 어떤 부위, 어떤 경혈에 자주 하는가 하는 것이다.

인체의 어떤 부위를 자극하거나 어떤 부위에 변화가 생겼을 때 인체의 모든 기관은 그 변화에 맞는 전신성 반응을 한다.

우리 인체가 가지고 있는 자연 치유력은 음양을 평형시킬 수 있고 기혈을 통하게 할 수 있으며 환경 변화에 적절히 대응할 수 있고 정상적 생리 활동을 할 수 있는데 이것은 주로 체내의 '자기 통제 조절 계통'에 의해 실현되는 것이다.

이러한 자기 통제 조절 계통의 구조는 '대뇌 ↔ 척수 ↔ 경락 ↔ 피부'로 구성된다.

피부는 신체를 둘러싸고 있는 인체의 가장 큰 장기인데 이 피부에는 표리와 내외를 연결하는 경락이 있다.

중국 고대 의서인『황제내경 소문 피부론편(黃帝內經素問皮部論篇)』에는 피부는 경맥을 이용하여 내외부의 정보를 처리한다고 하여 '12경락맥은 모두 피부의 일부분이다', '경맥은 12가지가 있는데 피부도 12개 가지로 나눌 수 있어서 12피부라 한다'고 하였다.

또『황제내경 소문 오장생성편(黃帝內經素問五臟生成篇)』에는 '피부는 위기(韋氣)가 있는 곳인데 위기는 정기(正氣)의 중요한 부분이다', '위기 밖은 견고하다. 외부에 대항하고 내부를 안전하게 하는 능력이 있으며 밖의 소식을 접수하고 안으로 전달하는 작용을 한다. 이러한 피부 작용 때문에 피부는 인체의 수납기(受納器)이며 효응기(效應器)인 것이다'라고 나와 있다.

이로써 인체가 하나의 유기체가 되는 것은 자기 통제 조절 능력에 의한 것이라는 것을 확실히 할 수 있다.

그리고 피부는 자기 통제 조절 계통의 중요한 구성 부분이며 피부가 외부의 소식을 받아 내부에 명령을 전달하여 비로소 반응이 있다는 것도 알 수 있다.

이 피부 속에 있는 위기(韋氣)를 자세히 살펴보는 것은 만병을 아는 시작이 되므로 피부는 인체의 생리·병리·치료에 있어서 중요한 것이다.

결론은, 꽈샤로 병을 치료하는 것은 피부의 특정한 부위를 적당히 밀거나 긁어내는 데 의미가 있는 것이며, 이러한 자극을 통해 좋은 작용이 충분히 발휘될 수 있고, 사기(邪氣)를 없애고 경락을 소통하고 기혈을 활발히 움직이게 하고 오장육부의 기능을 증가시키고 질병에 저항하고 방어하는 일에 적극적이 되고, 병약 체질에서 건강 체질로 회복하는 작용에까지 이르게 되는데 그 효과를 보면 다음과 같다.

1. 사기(邪氣)를 없애고 경락을 소통시킨다.
2. 병자의 피부를 긁는 것을 통해 피부에 충혈 현상이 나타나게 하여 병을 몸 밖으로 발산시킨다.
3. 각종 사기를 피부 밖으로 몰아내어 숙청(깨끗이 비우다)하여 기를 소통하게 한다.
4. 기혈을 조정하고 장부의 기능을 좋게 한다.
5. 기혈이 응집되거나 경락이 허했을 때 자극을 통해 영기(營氣)와 위기(韋氣)가 움직여 퍼지는 것을 돕는다.
6. 경맥 기혈을 부추기고 장부 조직 기관에 영양을 주고 피부를 부드럽게 한다.
7. 장부의 쇠약한 기운을 분산시키고 정기(正氣)를 북돋아서 사기를 몰아내는 힘을 강하게 한다.
8. 장부 경락의 기능이 엉망이 되어버렸거나 승강 작용을 잃었을 때 혈위를 자극함으로써 기를 회복시켜 정상으로 만든다.

● 현대의학적 이론

1. 혈액과 임파액의 순환을 좋게 한다.
2. 근육과 말초 신경에 영양을 주며 나아가 몸 전체의 신진 대사를 촉진시킨다.
3. 순환·호흡 중추의 진정 작용을 한다.
4. 말초 신경을 직접 자극해서 신경·내분비 계통을 조절한다.
5. 세포 면역력을 증강시키고 병에 대한 방어 기능을 높인다.
6. 혈액의 흐름을 빠르게 하여 혈액 순환을 돕는다.
7. 영양과 산소를 공급하여 혈관의 긴장도와 점막의 삼투성 변화, 임파의 순환을 가속화하여 세포의 식균 작용을 돕는다.
8. 꽈샤시 부분적으로 나타난 사상으로 인해 자가용혈(自家溶血) 현상이 생긴다.
9. 꽈샤를 통하여 면역 기능이 높아져 대뇌피질의 신경 작용이 좋아져 흥분과 억제 과정, 내분비 계통의 평형 조절이 지속된다.
10. 일정하게 정리된 어떤 자극에 의한 반응은 유기체의 방위 능력을 증강시키고 변화 과정을 호전, 정상 상태가 되게 하며 심지어는 병리 과정을 완전히 억제한다.

꽈샤 요법 준비물

● 모시껍질

다 자란 모시풀의 껍질을 벗겨서 말린 후에 뿌리쪽의 굵은 섬유질을 똘똘 말아서 사용한다.

한 손으로 모시껍질을 잡고 물이나 식물성 기름을 찍어 적신 후에 조금씩 반복해서 꽈샤를 하면 자흑색 반점이 나타난다.

● 대마초잎

대마초의 누런 잎을 물이나 기름 없이 냄비에 볶아서 물기를 없앤 후 천으로 탁구공만하게 싸서 가슴, 배 등 부드러운 부분이나 어린이에게 사용한다.

● 말조개껍질

바닷가 지방에서 많이 쓰는 도구이다. 말조개껍질은 바닷물에 씻기어 날이 무디게 된 것을 쓰거나 껍질의 날을 무디게 갈아서 사용한다.

● 동전

최근 많이 쓰이는 꽈샤 도구이며 구하기 쉽고 날이 두터워서 피부가 상하지 않는다. 구리 동전이나 알루미늄 동전, 동판도 가능한데, 동전의 톱날같이 된 부분 때문에 꽈샤시 부드럽게 해야 한다.

● 국자

중국에서 쓰는 작은 놋쇠 국자인데, 옆 모서리가 날카롭지 않고 두꺼운 걸로 한다.

● 사기 숟가락

숟가락은 음식을 뜨는 부분이나 손잡이를 다 사용할 수 있어서 아주 좋은 꽈샤 도구이다.

● 사기 접시

사기 접시는 너무 크지 않은 것을 고른다.

● 약숟가락

한의원에서 쓰는, 약가루를 덜 때 쓰는 숟가락이다.

● 유리단추

비교적 큰 것으로 골라야 한다.

● 면섬유나 머리카락

면섬유나 긴 머리카락을 돌돌 뭉쳐 식물성 기름을 묻혀가며 한다.

● 물소뿔

물소뿔은 해열·해독 작용을 하고, 전기적 성질이 없으며 전염성이 없기 때문에 가장 좋은 꽈샤 도구이다. 인체 각 세부까지 꽈샤가 가능하다.

그밖에도 찻잔이나 뚜껑, 술잔, 밥주걱으로도 가능하다.

꽈샤시 피부가 상하는 것을 막고 치료 효과를 높이기 위해서 시술시에 적당한 윤활제를 바른다.

● 물

깨끗한 물을 바르는데, 몸에 열이 있을 때는 따뜻한 물을 바르는 것이 좋다.

● 식물성 기름

향유나 씨앗기름, 참기름, 콩기름을 바른다.

꽈샤 조작 방법과 부위

① 긁기

직접 긁기 환자를 의자에 앉히고 목뒤 가운데 부분 오목하게 들어간 부분부터 시작하여 척추골이 있는 등의 정 가운데 부분까지 맨살을 긁어내려간다.

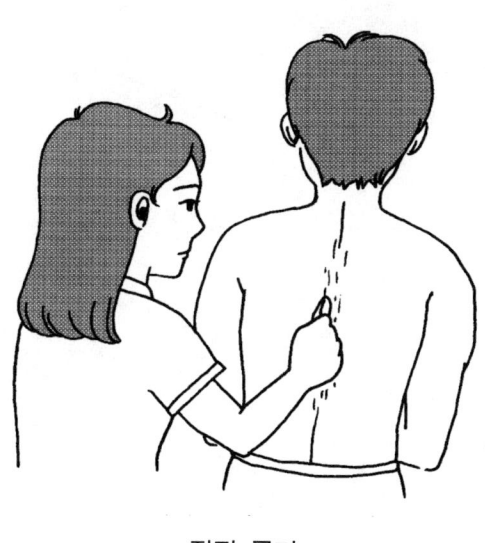

직접 긁기

간접 긁기 먼저 적당한 크기의 부드러운 손수건을 부위에 덮고 그 위를 꽈샤 용구로 긁는데 같은 곳을 20~40회 긁을 때 10회 정도 긁은 후 과상이 생기는 정도를 잘 관찰해야 한다.

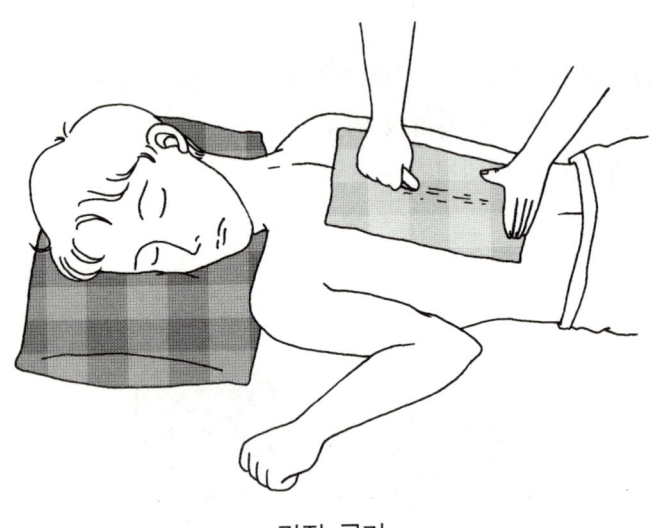

간접 긁기

② 뜯거나 집거나 문지르기

뜯기 둘째 손가락과 셋째 손가락을 구부려 환자의 피부와 근육을 꼭 집고 당겨 튕기듯이 놓는다.
주로 목 주위나 팔에 한다.

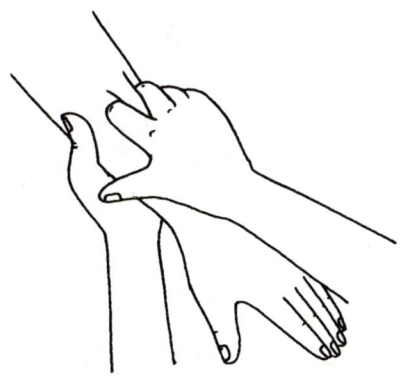

뜯 기

집기 엄지 손가락과 검지 손가락을 이용하여 어깨 부분이나 얼굴을 집어준다.

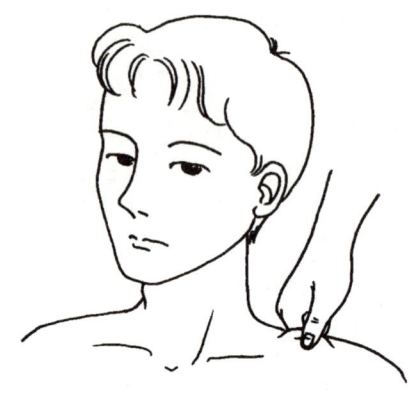

집 기

양손 집기 열 손가락을 다 이용하여 통증 부위를 힘을 주어 잡아당긴다.

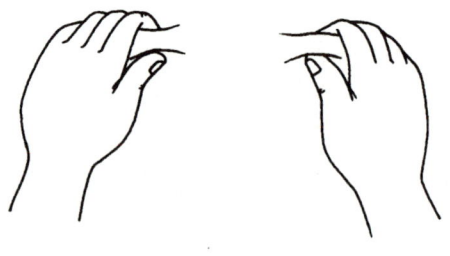

양손 집기

문지르기 손가락으로 부위나 혈위에 힘을 가하면서 둥글게 문지른다. 안마법과 비슷하다.

  요령은 혈위나 근육을 집어 일정한 힘으로 손목을 움직여 문지르는 것이다. 주의할 점은 처음부터 너무 힘을 세게 주면 근육에 거부 반응이 생기므로 힘 조절을 잘 해야 하고, 주무르거나 문지를 때 피부에서 손가락을 완전히 떼지 말아야 한다.

  문지르기 방법은 주로 얼굴, 배, 사지 관절과 근육을 풀어주는 방법으로 사용한다. 이렇게 특정한 혈위에 힘을 주어 압력을 가하는 것을 '점안(点按)'이라고 한다.

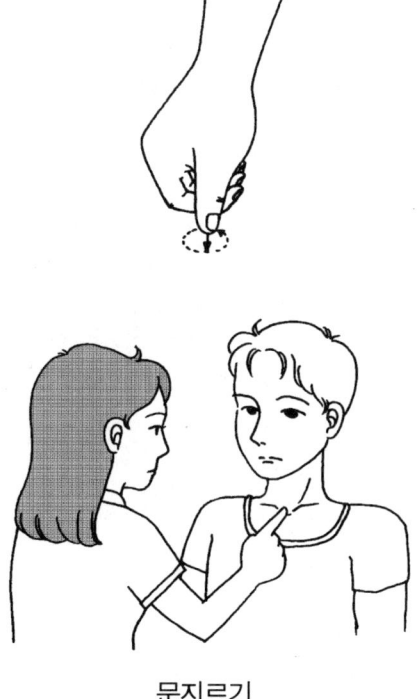

문지르기

③ 따기

　침을 이용하여 혈위를 따고 피를 몇 방울 짜내는 방법이다. 딸 혈위의 피부 근육을 꽉 잡고 오른손으로 재빨리 딴다.
　이러한 따기는 사독이 경맥에 막혀서 축적되고 응집되어 뭉친 병에 사용된다.

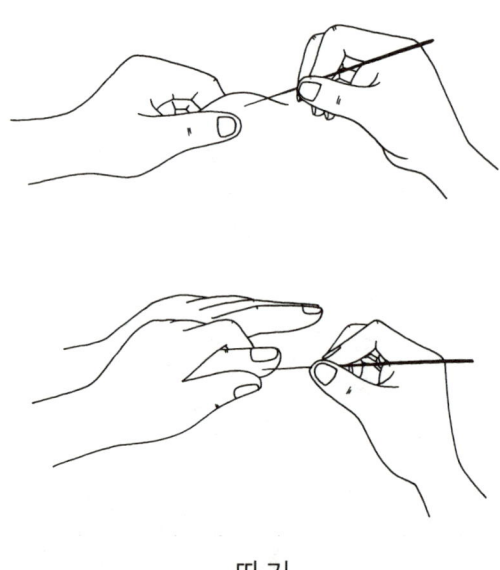

따기

꽈샤시 주의 사항

1. 환자의 발병 원인과 상태에 맞게 적당한 자세를 취하게 하고 꽈샤 부위를 가능한 한 드러나게 한다.
2. 오른손으로 꽈샤 도구를 잡고 손목과 팔에 부드럽게 힘을 주어 긁는데 먼저 물이나 바셀린, 식물성 기름을 피부에 발라 부드럽게 한다.
3. 피부와 꽈샤 도구의 각도는 45도 정도로 하고 처음에는 살살 부드럽게 하다가 점점 힘을 주어 세게 하는데, 절대로 힘을 주어 밀거나 피부가 벗겨질 만큼 힘을 주면 안 된다.
4. 꽈샤시에는 반드시 몸의 위에서 아랫쪽, 안에서 바깥쪽으로 한 방향으로만 하고 한 부분을 시작해서 완전히 자홍색, 자흑색 반점이 나타난 후에야 다른 쪽으로 옮겨가야지 순서 없이 이쪽 했다가 저쪽 했다가 하면 안 된다.
5. 꽈샤 조작시 꽈샤 도구에 윤활유를 찍어서 해야만 피부가 상하지 않으며 한 군데를 하고 옆으로 옮겨갈 때마다 꽈샤 윤활유를 미리 발라야 한다.
6. 머리 부분을 꽈샤할 때는 머리카락이 있으므로 꽈샤 윤활유를 사용하지 않아도 되고 옷을 입은 상태에서도 할 수 있다.
7. 꽈샤 순서는 머리 → 목 → 가슴 → 배 → 등 → 사지 관절 순서로 한다. 단, 관절 부위는 문지르기(주무르고 눌러주는 안마)를 먼저 해준다.
8. 턱이나 얼굴, 목 주위 또는 어린이 피부를 꽈샤할 때는 부드러운 면사나 모시껍질을 쓰되 한 번에 너무 힘주어 하면 안

된다.
9. 꽈샤 후에는 물이나 기름을 깨끗이 닦아낸 다음 옷을 입은 후 생강차나 더운물을 마시고 휴식을 취한다.
10. 꽈샤 시술을 받고 나서 하루이틀쯤은 병세가 더욱 악화되는 듯한 느낌을 받지만 이것은 정상적인 호전 반응이므로 걱정할 것 없다.
11. 한 군데를 20회 정도 꽈샤하면 반점이 나오므로 소요 시간은 20분~25분 정도로 하여 환자가 너무 피로하지 않도록 한다.
12. 처음 시술 받는 사람은 너무 오래하거나 세게 힘주어 하는 것을 피하고 같은 부위를 또 다시 하자면 5일~7일 정도 후 반점이 완전히 사라진 후에 실시해야 한다.
13. 한 군데 꽈샤하는 것을 약 7~10차례 정도 하는 것을 완전치료 과정으로 정한다. 예를 들면 5일 간격으로 7차례를 했을 때는 35일간이 걸리고 7일 간격으로 10차례를 한다면 70일의 치료기간이 걸릴 것이다.

꽈샤 자세

● 엎드린 자세

환자가 엎드린 자세를 취하면 시술자는 척추와 척추 양쪽 근육, 선골 부분, 다리 뒤쪽, 종아리 및 아킬레스건, 발뒤꿈치 등을 꽈샤할 수 있다.

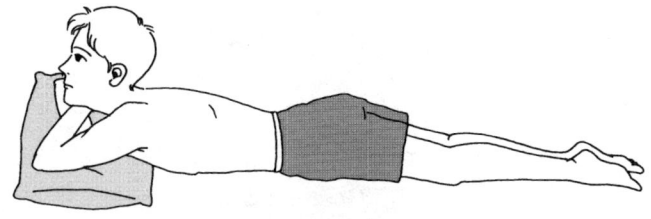

엎드린 자세

● 옆으로 눕는 자세

환자를 옆으로 누운 자세를 취하게 하면 시술자는 앞가슴, 등 근골간, 양쪽 옆구리를 시술할 수 있다.

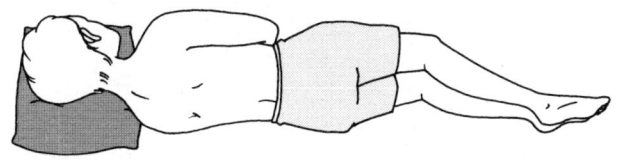

옆으로 누운 자세

● 앉은 자세

의자의 등받침을 앞쪽으로 두고 앉아 등을 드러내면 시술자는 뒷목 정가운데 들어간 부분부터 시작하여 목 전후좌우와 어깨, 척추, 등 전체를 시술하기에 편하다.

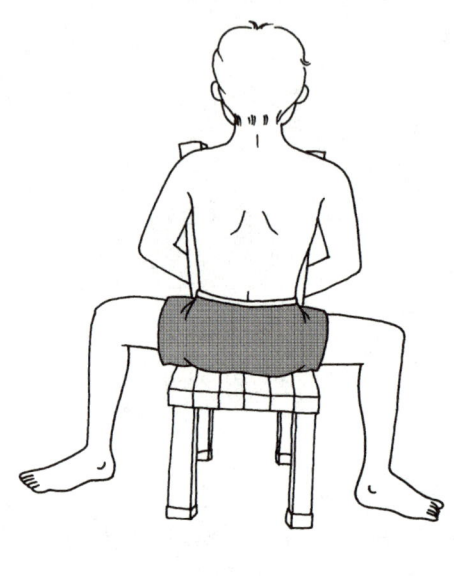

앉은 자세

● 반듯하게 누운 자세

환자를 반듯하게 눕게 하면 얼굴과 목, 가슴, 배, 겨드랑이, 간, 비장 부위, 다리 앞쪽을 시술하기에 편하다.

환자가 스스로 돌아눕지 못할 때는 옆에서 도와서 자세를 바꿔주어야 시술이 가능하다.

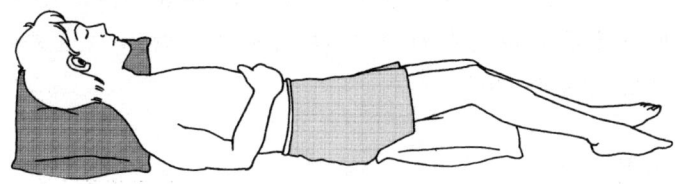

반듯하게 누운 자세

꽈샤 부위

● 머리 부분

머리는 인체 중 가장 복잡하고 양(陽)의 집합장소이며 원신(元神)의 집이고 오장육부의 가장 높은 주인이다. 그러므로 꽈샤 요법시 가장 먼저 시술하는데 주된 혈위인 태양, 백회, 풍지 등도 함께 자극한다. (※ 혈위에 대해서는 제3부의 그림을 보면 하나하나 잘 알 수가 있을 것이다.)

● 목 주위

목의 좌우 양쪽과 제7 경추의 위아래 부분, 앞쪽 목과 어깨 사이도 꽈샤시의 중요한 부위이다.

● 등

등의 척추가 있는 정 중앙을 '양맥(陽脈)의 바다'라고 하는데, 독맥 양쪽으로는 방광경과 화타혈이 있어서 이곳이 바로 오장육부의 혈이 흐르는 부위이다. 어깨쭉지 위아래와 등 전체, 옆구리까지를 포함한다.

● 가슴 부위

소화 흡수 능력을 개선하고 체질을 증강시키기 위하여 꽈샤를 할 때 흔히 시술하는 부위이다.

● 사지

팔꿈치 뼈와 팔목, 손목이나 다리의 오금, 복사뼈 등 중요한 관절 부위는 사지 꽈샤시 특히 신경을 써야 하는 부위이다.

각 부위별 꽈샤 방법

● 긁기 방법으로 하는 부위

목 부위 우선 목 앞쪽에 한 줄을 내려 긁고 그 좌우 양쪽에 한 줄씩 긁은 후 뒷목은 제5 경추에서부터 제1 흉추 있는 데까지 길게 두 줄을 내려 긁는다.

가슴 부위 흉선 좌우측으로 다섯 줄 정도씩 긁고 겨드랑이 주위를 좌우로 한 줄씩 긁는다.

배 부위 배꼽 양쪽에서 시작하여 아랫배 하단전까지를 양쪽에 한 줄씩 긁는다.

허리·등 부위 제3 흉추 양쪽으로 한 줄씩 긁고, 제12 흉추 양쪽으로 한 줄씩, 제3 요추 양쪽에 한 줄씩 긁는다.

● 뜯기 방법으로 하는 부위

태양혈과 상단전, 목의 전후좌우를 꽈샤할 때 뜯기 방법을 사용한다. 가슴과 배 부분과 늑골 부위, 중완혈, 배꼽 양쪽에도 사용한다.

● 집기 방법으로 하는 부위

태양혈, 인당혈 또는 어깨 부위

● 양손 집기를 하는 부위

어깨 부분, 뒷목 양쪽

● 문지르기로 하는 부위

머리 부분, 손, 발, 사지 관절 부근의 작고 좁으며 쏙 들어간 부분 등 긁기에 힘든 부분을 할 때는 문지르기 방법으로 한다.

● 따주기로 하는 부위

양쪽 팔의 곡지혈, 열 손가락 끝 부분(십선혈), 대추혈, 척택혈, 백회혈, 태양혈, 양쪽 다리 굽은 부분(위중혈), 인중혈, 위중혈, 금진혈, 옥액혈

(※ 혈의 이름은 제3부의 그림을 보면 알 수가 있다.)

제 2 부
꽈샤 치료의 원칙

꽈샤 치료의 원칙

환자의 건강 상태와 병에 따라 생리학적으로 분석하고 시술하는 것은 꽈샤 치료의 원칙이다.

질병이 증상으로 나타나는 것은 병의 발생과 발전이 여러 가지 원인에 의하여 뒤엉켜서 아주 복잡하게 나타나며 또 끊임없이 변화하는 것이다.

그러나 결국 그 근본 원칙은 '장부와 경락의 기능 실조(失調)'라는 대원칙을 벗어나지 못한다. 그리고 이 기능 실조는 음양, 표피, 허실, 한열(寒熱)의 팔강(八綱)이 원인이 되는 것이다.

꽈샤 치료는 장부와 경락 학설에 의거하고 중의사진(中醫四診)※과 팔강의 방법을 응용하므로 질병의 증세와 진행 상황을 분석하여 병의 성질을 파악한 후에 꽈샤 방법과 부위와 혈위를 선택할 수 있게 된다.

※ 중의사진(中醫四診) :
망진(望診), 문진(問診), 문진(聞診), 절진(切診)

● 음양(陰陽)

음양은 중의 이론의 핵심이다.
병증이 표(表)와 부(腑)에 있고 실(實)과 열(熱)에 속하는 사람은 양이며, 병증이 이(裏)와 장(臟)에 있고 허(虛)와 한(寒)에 속하는 사람은 음이다.

● 표리(表裏)(※裏=裡)

표리는 일반 질병이 있는 부위의 깊이를 말한다.
병이 경락과 피부 근육에 있는 사람은 겉[表]에 문제가 있으므로 꽈샤시 얕게 긁는 것이 좋고, 병이 장부 근육에 있는 사람은 안[裏]에 문제가 있는 것으로 꽈샤시 깊게 긁는 것이 좋다.

● 한열(寒熱)

한열은 질병의 성질을 말한다.
한증(寒症)은 인체의 음기가 성하고 양기가 부족하여 한사(寒邪)에 저항하지 못 하여 생기는 질병이다.
열증(熱症)은 인체의 양기가 성하고 음기가 부족하여 열사(熱邪)에 저항하지 못 하여 생기는 질병이다.

● 허실(虛實)

허실이란 인체 정기의 성쇠(盛衰)와 병사(病死)의 부분을 가리킨다.

경락과 혈위

꽈샤 요법은 꽈샤 도구를 통해 인체 특정 부위에 시술을 하는 것이므로 부위의 선택과 치료의 효과는 밀접한 관계가 있다.

꽈샤는 주로 선을 따라 하거나 일정한 면적의 피부를 자극하므로 자연히 혈위점 자극을 포함하게 된다. 그러나 꽈샤시 혈위점을 자극하는 것은 침이나 뜸으로 치료하는 것처럼 그렇게 정확하지 않아도 효과를 얻을 수 있다.

이것은 꽈샤 요법은 경락과 관계가 가장 밀접하기 때문이며 그래서 꽈샤에는 '혈(穴)은 잃어도 경(經)은 잃으면 안 된다'는 말이 있다. 그러므로 기본적인 경락과 혈위 지식만 알면 누구나 꽈샤 치료를 할 수 있고 확실한 효과를 얻을 수 있다.

● 경락(經絡)

경락은 인체의 경맥과 락맥의 총칭이다.

경은 인체를 위아래로 달리는 세로 연결을 가리키며, 락은 인체를 가로지르는 가로 연결을 가리킨다.

경락은 체내의 장부와 체표의 피부, 사지, 오관, 구규(九竅 : 눈2, 콧구멍2, 귀2, 입, 항문, 요도)의 상호 연결 통로이다.

이것은 기혈을 운행하고 인체의 표리, 상하, 내외를 소통시키고 각 장부의 조직과 기능을 조절하고 외사(外邪)에 대한 방어 작용과 인체를 보위하는 항상성 작용을 한다.

현대 의학의 관점에서 보자면, 순환기 계통, 신경 계통과 내분비 계통을 통괄하는 것이다.

이러한 인체의 경락 계통은 크게 12경맥과 기경 8맥으로 나눌 수 있다.

12경맥은 수3음경, 수3양경, 족3음경, 족3양경 해서 모두 12개의 경맥이다.

수3음경 : 가슴에서 손으로 연결된다.
- 수태음 - 폐경
- 수절음 - 심포경
- 수소음 - 심경

수3양경 : 손에서 머리로 연결된다.
- 수양명 - 대장경
- 수소양 - 삼호경
- 수태양 - 소장경

족3양경 : 머리에서 발로 연결된다.
- 족양명 - 위경
- 족소양 - 담경
- 족태양 - 방광경

족3음경 : 발에서 가슴으로 연결된다.
- 족태음 - 비경
- 족절음 - 간경
- 족소음 - 신경

12경맥은 모두 장부와 연결되며 인체에 대해 주도적 역할과 작용을 하는데, 12경맥의 순행은 특정한 규율이 있다.

수3음경은 흉경 위쪽 안에서 손으로 수3양경을 교차하며, 수3양경은 수경 위쪽 바깥에서 머리로 족3양경을 지나며, 족3양경은 두경에서 몸통의 뒤, 옆, 전면과 하지 바깥쪽으로 하여 발까지 이르고 족3음경은 지난다. 족3음경은 족경 하지 안쪽에서 감슴에까지 이르며 수3음경과 연결된다.

정리해서 간단히 말하면, 양손을 들고 똑바로 서면 음경은 상승하고 양경은 하강한다. 이러한 음양의 승강은 계속 돌며 그치지 않고 순환하며 또한 멈추지 않는다.

이러한 순환 계통을 기억하기 위해서는 다음과 같은 순서를 외우면 된다.

폐대위비심소장(肺大胃脾心小腸)
방신포초담간폐(膀腎包焦聃肝肺)

장과 부의 표리 관계는 중의학에서는 육장육부가 두 개씩 짝을 이루며 음양·표리 관계를 포함한다.

장(腸)은 음에 속하므로 이(裏)이며, 부(腑)는 양에 속하므로 표(表)이다. 표리 경맥이 서로 연결되어 있는 것은 장부간의 관련을 밀접하게 한다.

장과 부의 표리짝은 다음과 같다.

- 폐와 대장은 서로 표리이다.
- 위와 비장은 서로 표리이다.
- 심장과 소장은 서로 표리이다.
- 방광과 심장은 서로 표리이다.
- 심포와 삼초는 서로 표리이다.
- 담과 간장은 서로 표리이다.

● 기경 8맥

기경 8맥은 임맥, 독맥, 충맥, 대맥, 음유맥, 양유맥, 음교맥, 양교맥이다. 이 여덟 가지 경맥은 장부과 직접적인 관련도 없고 표리 관계도 없으므로 이상한 경맥이라 하여 기(奇 : 이상한) 경맥이라고 하는 것이다.

12정경과 기경 8맥으로서 인체의 경락계통을 구성하는데, 중의학적 관점으로는 경락이 그 능력을 잃고 경기(經氣)가 순조롭지 못하면 외사(外邪)가 쉽게 침투하여 병이 생긴다고 본다.

일단 병이 생기면 표리가 전환되는 변화가 생기고 따라서 외사가 밖에서 안으로 경락에 들어오게 된다는 것이다. 그래서 꽈샤 요법에서의 치병구본(治病求本 : 병을 치료하여 그 근본을 구하고 다스림)은 경락을 다스린다는 데에서 가능해진 말이다.

꽈샤 요법의 이론 핵심은 경락학설에 근거하여 시술하는 것뿐만 아니라 혈을 활발하게 하여 기를 움직이게 하고 경락을 소통시키며 독을 배설하고 뭉친 곳을 풀어서 병원(病源)을 제거하는 것이다.

또한 기관과 세포에 영양과 산소를 공급하여 부족한 것을 보충하고 활성화시키며, 인체 내부 기관과 기관이 서로 협력하도록 자극을 주며, 음양이 평형 상태를 회복되게 하여 자연 항병 능력을 증강시킴으로써 병체가 건강체로 회복되는 것이다.

꽈샤 요법은 시술 후에 나타나는 피부의 반응으로 질병을 진단하며 동시에 치료 효과를 가져온다. 왜냐하면 경락 반응은 체표나 피하 조직에 나타나는 질병 반응이기도 하기 때문이다.

● 혈위

혈위와 인체 경락 계통은 서로 긴밀하게 연결되어 있다.

전통적으로는 361개 혈위가 있다고 하는데, 주요 14개 경맥으로 정리할 수 있다. 또한 이러한 경맥은 대부분 일정한 장부에 속해 있고 혈위-경락-장부를 연결시키며 밀접한 관계를 맺고 있다.

혈위는 경락, 장부, 기혈이 체표와 피부와 근육과 근골에 모이는 장소일 뿐만 아니라 질병의 반응점이며 꽈샤 치료의 자극점이다. 꽈샤는 혈위를 통해 경락 기혈을 조정하고 음양을 조절하며 병을 밀어내고 신체를 건강하게 한다.

꽈샤를 응용할 때는 반드시 일정한 반응점인 혈위와 그 주위의 순서대로 꽈샤 치료를 해야 좋은 효과를 얻을 수 있다.

14경맥상에 없는 혈이라도 병에 따라 질병 치료가 가능한데 이것을 기혈(奇穴)이라 하며 병소에 따라 어떤 민감한 곳이나 손으로 눌렀을 때 아픔을 느끼는 곳을 아시혈(阿是穴)이라 한다.

특수한 치료 작용을 하는 혈위를 특정혈이라 하는데 그 중에서도 아래의 일곱 혈위가 가장 많이 쓰인다.

① 배유혈(背兪穴) : 간단하게 유혈이라고도 한다.

등 부위의 유혈에는 장부와 경의 기가 지나가므로 장부와 밀접한 관계가 있다. 장부에 병이 진행될 때에는 등쪽 독맥으로부터 1.5촌(약 4.95센티미터)의 사이를 두는 방광경선 위에 압통점이나 민감점이 있다.

그래서 장부의 질병 치료에 그 반대쪽 등에 있는 상응 유혈로 치료가 되는 것이며 또한 장부와 관련이 있는 기관의 치료에도 쓰인다.

예를 들면 간의 구멍은 눈이므로 간유혈을 자극하면 눈병 치료도 가능해진다.

② 모혈(募穴) : 이것은 장부의 경기(經氣)가 흉복부의 유혈에 모인 것인데 장부와 밀접한 관계가 있다.
이 혈들과 장부의 관계는 다음과 같다.
- 폐　　- 중부
- 대장 - 천추
- 위　　- 중완
- 비장 - 장문
- 심장 - 거궐
- 소장 - 관원
- 방광 - 중극
- 삼초 - 석문
- 담　　- 일월
- 간　　- 기문

③ 극혈(郄穴) : 이것은 체내의 기혈이 어떤 빈 공간에 모이는 중요한 혈위를 가리킨다.
대부분이 사지와 무릎, 팔꿈치 아래에 분포되어 있다. 12경락에는 하나의 극혈이 있는데 경맥이 직접 순행하는 부위도 치료하며 또 각종 질병에 관련이 있는 혈도 함께 치료한다.
이들의 관계는 다음과 같다.
- 폐경　　- 공최
- 대장경 - 온유
- 위경　　- 양구
- 비경　　- 지기

- 방광경 - 금문
- 소장경 - 양노
- 심경 - 음극
- 신경 - 수천
- 심보경 - 극문
- 삼초경 - 회종
- 담경 - 외구
- 간경 - 중도

④ 팔회혈(八會穴) : 이 혈은 장, 부, 기, 혈, 진, 맥, 골, 수의 8정기(精氣)가 모이는 유혈이며 몸통과 사지에 분포되어 있다. 이 상용혈은 꽈샤시 각각 그에 상응하는 방면의 질병을 치료하며 다음과 같다.

- 기회 - 단중(임맥)
- 혈회 - 격우(방광)
- 장회 - 장문(간)
- 부회 - 중완(임맥)
- 근회 - 양릉천(담)
- 맥회 - 태연(폐)
- 골회 - 대저(방광)
- 수회 - 절골(담)

⑤ 원혈(原穴) : 이것은 인체 원기의 모이는 부위인데 대부분이 사지와 어깨 고관절, 손목, 발목, 복사뼈 관절 부근에 분포한다. 어떤 장부에 병이 생기면 때로는 이 원혈에 반응하기 때문에 '오장에 병이 생기면 12원(原)을 취하라'는 말도 있다. 이것은 원혈 치료가 장부의 병을 치료하는 데에 중요한 작용을 하기 때문

이며 해당혈은 다음과 같다.

- 폐   - 태연
- 대장 - 합곡
- 위   - 충양
- 소장 - 완골
- 신   - 신문
- 신   - 태계
- 방광 - 경골
- 삼초 - 양지
- 심포 - 대능
- 비장 - 태백
- 담   - 구허
- 간   - 태충

⑥ 낙혈(絡穴) : 이 혈은 표(表)와 리(裏)의 양경(兩經)에 관련된 병을 치료하는데 사용한다.

예를 들면 비경의 낙혈이 되는 공손은 비경의 병을 치료할 수 있지만, 그에 서로 표리가 되는 위경의 병도 치료가 가능하다. 14경은 각각 하나씩의 낙혈을 갖고 있고 비경만이 2개의 낙혈을 갖고 있기 때문에 모두 15개의 낙혈이 있는데 다음과 같다.

- 폐경   - 열결
- 대장경 - 편력
- 위경   - 풍륭
- 비경   - 공손, 대포
- 신경   - 통리
- 소장경 - 지정
- 방광경 - 비양

- 신경   - 대종
- 심포경 - 내관
- 삼초경 - 외관
- 담경   - 광명
- 간경   - 여구
- 임맥   - 구미
- 독맥   - 장강

⑦ 협척혈(夾脊穴) : 화타협척혈이라고도 하며 경맥 외의 기혈(奇穴)에 속하는데 역시 꽈샤 요법의 중요한 상용혈이다.

이것은 등에 튀어나온 척추뼈의 양쪽과 척추 중앙선의 바깥쪽 약 5푼(약 1.65센티미터) 정도 되는 지점에 있다.

제1 경추에서 제4 미저골(꽁무니뼈)까지 좌우에 각 28개씩의 혈위가 있다. 협척혈은 꽈샤 치료시 부합되는 치료범위가 아주 넓다. 다음은 협척혈에 효과적으로 치료되는 병이다.

- 어깨와 팔이 아플 때
- 척추 염증시
- 목이 저리고 활동 장애가 있을 때
- 늑간 신경통
- 허리와 엉덩이가 아플 때
- 신경관능증(神經官能症)
- 내장 질환(위통, 소화 불량, 위기능 장애, 기침, 천식, 비뇨, 생식 계통의 병)

● 14경혈

14경혈의 주치 성능은 경(經)을 나눌 때의 기초가 된다.

하나의 경에 속하는 경혈은 그 주치 성능에 공통적인 효과가 있다. 예를 들면 폐경에 속하는 경혈은 모두 폐와 기관지, 인후 등의 호흡기 계통의 병 치료가 가능하다.

그리고 분경(分經) 기초상 경혈의 주치 성능은 다시 크게 두 가지로 나눌 수 있다. 첫째는 국부와 그 부근 부위의 질환에 있는 경혈을 치료할 수 있다는 것이고, 둘째는 국부의 치료와 더불어 멀리 떨어져 있는 부위의 질환도 고칠 수 있다는 것이다.

머리와 몸통 부위의 혈위는 거의 전자에 속하며 사지, 팔목(발목, 손목 포함), 무릎 이하의 혈위는 후자에 속한다.

예를 들면 대장경의 영향혈은 얼굴과 코의 질환을 주로 치료할 수 있고, 손 부위에 있는 합곡혈은 손, 팔 부위 질환의 치료와 더불어 원래 경맥이 순행하는 곳 이외인 경부, 두부, 얼굴 등의 부위에 있는 질병 치료도 가능하다.

그외의 경혈은 몇 가닥의 경맥이 만나는 곳이라서 교회혈(交會穴)이라 한다. 경과 경이 서로 만나는 관계이기 때문에 그 치료에도 공통성이 있다.

예를 들면 족3음경은 하복부의 중금, 관원, 두 곳의 혈에서 만난다. 그래서 무릎 아래 부위에 있는 족3음경으로서 하복부 장기의 병을 치료할 수 있다.

또 3음교혈은 하지의 3개 음경의 교회혈이기 때문에 3음교로서 3개의 음경에서 발생한 질병을 고칠 수 있다.

14경혈 주치표

경맥 이름		방향	주치 특징	
			주 치 질 환 부 위	전 신 질 환
수3 음경	수태음폐경 수절음심포경 수소음심경	가슴에서 손으로	가슴, 폐, 후두, 가슴 심장, 위, 가슴, 심장	정신병 정신병
수3 양경	수양명대장경 수소양삼초경 수태양소장경	손에서 머리로	머리 앞쪽, 얼굴, 눈 코, 입, 이빨, 후두 목, 어깨	열병 열병, 정신병 열병, 정신병
족3 음경	족태음비경 족궐음간경 족소음신경	발에서 가슴으로	배, 비장, 위, 생식, 월경 대 하, 비뇨, 배, 간, 월경 대하, 비뇨, 배, 신장, 장, 생식, 월경, 대하, 비뇨	폐병, 인후병
족3 양경	족양명위경 족소양담경 족태양방광경	머리에서 발로	머리 앞쪽, 얼굴, 입, 이빨 후두, 위장, 머리 옆쪽, 눈 귀, 옆구리, 머리 위쪽, 눈, 귓목, 등, 허리	열병, 정신병 열병 열병, 정신병
독임 2맥	독맥	아래에서 위로	얼굴, 이빨, 인후, 가슴, 폐 비장, 위, 장, 신장, 방광 월경대	열병, 정신병 인사불성 급 성병
	임맥	위에서 아래로	이빨, 인후, 가슴, 폐, 비장 위, 장, 신장, 방광, 월경대	회양, 고탈 근골 강화

혈 선택의 원칙

① 국부에서 혈을 취한다

어떤 혈위든지 그 혈위가 있는 국부의 질병을 치료할 수 있다는 것과 그 부근 기관과 조직의 질병도 치료가 가능하기 때문에 어떤 부위에 병이 났을 때 그 부위 뿐만 아니라 그 부위 근처까지도 시술할 수 있다. 예를 들면 팔꿈치 부위의 질병에는 곡지혈을 취하여 치료하고 그외에는 국부혈(아시혈)을 취하여 치료하는 것이다.

② 순환하는 경(經)에서 혈을 취한다

먼저 병의 변화가 어떤 경락, 어떤 장부에 있는지를 정확하게 진단·관찰한 다음, 순환하는 경에서 그와 관련된 경락의 사지 부위 경혈(팔꿈치 아래와 무릎 아래쪽 경혈에 많다)을 취한다. 이러한 방법은 얼굴·몸통·내장 질환에 많이 사용된다.

③ 신경 분포에 근거하여 혈을 취한다

척추 신경과 그것이 형성된 신경군, 단일 신경간의 분포 구역에 근거하여 혈을 취한다. 몸통, 내장이나 사지에 병이 생겼을 때 그에 맞는 단락의 협배혈과 몸통부에 분포되어 있는 몇몇 신경간 통로상의 혈위를 선택하여 치료할 수 있다.

④ 대칭으로 혈을 취한다

이것은 병이 발병한 서로 대칭되는 부위에서 그에 맞는 혈을 찾는 것이다. 예를 들어 왼쪽 팔꿈치가 아프면 오른쪽 팔꿈치, 또는 오른쪽 무릎에서 그에 맞는 혈위를 선택한다.
 이러한 방법은 4지체 중 어디가 아플 때 많이 사용한다.

⑤ 경험혈, 특정혈
 국부혈(아시혈), 경락, 신경 분포에 의해서 자극혈을 선택하거나 대칭으로 취하는 이외에 경험혈이나 특정혈을 취하는 것이다.

꽈샤 요법으로 할 수 있는 치료 범위

꽈샤 요법은 임상 응용에 있어서 매우 광범위하게 활용되며 콜레라 같은 급성병에도 해당된다.

중의의 현대의학적 실험과 임상 결과로 꽈샤 요법은 내과, 외과, 부인과, 소아과를 통틀어 시술 가능하다는 것이 입증되었다. 예를 들면 소화기 계통이나 순환기 계통, 호흡기 계통, 운동 기관, 신경, 혈관 등의 질병에 모두 사용된다.

① 밖에서 들어오는 질병

감기, 기관지염, 호흡기관의 감염 등 밖에서 들어오는 질병이나, 내과 질병처럼 증상이 겹쳐지는 질병에 시술이 가능하며 콜레라(늦여름에 많이 발병하는 병으로 미열이 있고 머리가 어지럽고 가슴과 목 부분에 통증이 있고 심하면 구토와 설사를 하고 병이 갑작스럽게 일어남) 같은 급성병에 시술된다.

② 안에서 생기는 질병

뇌혈전이나 뇌연화, 천식, 위통, 구토, 복통, 변비, 설사, 불면증, 두통, 현기증, 류머티스, 마비증, 결핵, 만성 피로 등에 시술된다.

③ 외과 질병

경추병, 오십견, 요통, 염좌, 통풍 등에 시술 가능하다.

④ 부인과 질병

월경불순, 생리통, 냉대하, 산후질병 등에 시술 가능하다.

⑤ 소아과 질병

경풍(경기), 발열, 소화불량, 가성근시, 영양불량 등에 시술 가능하다.

⑥ 기타

얼굴 미용, 각선미, 살을 빼서 건강하게 하는 것에 꽈샤를 응용하면 피부의 신진 대사를 활발히 하고 피부 속의 세포가 충분한 영양과 산소를 얻게 하여 모공이 자연스럽게 작아지고 주름살이 없어지며 잡티가 사라진다.

부녀자의 산후 임신 자국은 꽈샤 요법으로 대개 2~3개월이면 없어진다.

꽈샤 요법 금기 사항

꽈샤 요법이 비록 임상상으로 아주 넓게 쓰이기는 하지만 어떤 요법이라도 그 한계가 있으므로 다음과 같은 몇 가지 증상에서는 시술을 금한다.

① 위중한 병증에는 꽈샤 요법을 피한다
급성 전염병, 중증 심장병 등은 가능하면 병원에서 전문 치료를 해야 하고 사정이 여의치 않으면 꽈샤 요법으로 급하게 구할 수는 있지만 이것은 정말 그 병을 치료하는 것이 아니라 치료할 시간을 벌고 치료받을 기회를 얻는 것이다.

② 출혈 경향이 있는 질병에는 꽈샤 요법을 피한다
예를 들면 혈소판 감소성 질병, 백혈병 등이다.

③ 전염성 피부병에는 꽈샤 요법을 피한다
종기, 옴, 헌데, 궤양, 성 전염성 피부병이나 피부에 생긴 원인 모르는 병은 병소 부위에 직접 시술하면 좋지 않다.

④ 늙고 몸이 아주 약하거나 공복시, 임신한 부녀자의 복부 시술은 피한다

⑤ 꽈샤에 대하여 무서워하거나 과민 반응을 보이는 사람은 이 치료를 피한다
어떤 치료법이든지 모든 병을 다 낫게 할 수는 없다. 꽈샤 요

법도 모든 병을 다 고칠 수는 없다. 꽈샤 요법 치료가 적당한 증상에 시술을 할 때는 꽈샤 치료만으로 아주 좋은 효과를 얻을 수 있지만 어떤 병은 꽈샤 치료를 주로 하고 다른 요법을 겸하여 완치가 가능한 것도 있으며 같은 병이라도 꽈샤 요법이 보조작용으로만 그치는 경우도 있다.

꽈샤가 치료 효과가 없을 때는 다른 방법으로 해야할 것이며 병의 상태가 악화될 것 같으면 즉시 시술을 피한다. 그러므로 꽈샤 치료를 응용할 때는 사용 범위와 금기 사항을 파악하고 잘 알아두는 것이 매우 중요하다.

꽈샤 요법시 쥰비 사항

● 시술 전의 주의 사항
① 꽈샤 치료실은 넓고 밝은 곳이 좋고 환기가 잘 되고 신선한 곳이어야 한다.
② 치료실은 따뜻하게 유지시켜야 하며 병자가 풍, 한 등의 외사 침입을 받지 않게 하여 병세가 악화되는 것을 막아야 한다.
③ 꽈샤 부위를 적당히 노출시키고 깨끗하게 닦아낸 후에 하는 것이 좋고 필요에 따라서는 소독을 해야 한다.
④ 꽈샤 용구는 반드시 깨끗이 소독하여 감염되는 것을 방지한다. 시술자의 손도 깨끗이 씻어야 한다.
⑤ 환자가 몹시 배고픈 상태이거나 배불러 할 때, 너무 긴장해 있을 때는 시술을 피해야 한다.

● 시술 중의 주의 사항
① 꽈샤시 환자의 자세는 자연스럽고 편해야 하며 꽈샤 과정 중에는 적당한 시기에 자세를 바꾸도록 해줌으로서 환자가 너무 오래 한 자세만 하고 있지 않도록 한다.
② 환자가 너무 피로를 느낄 때는 일단 중단한다. 피곤해하는 병자를 계속 하지 말고 몇 분쯤 쉰 다음 다른 자세를 하게 하고 시술하는 것이 좋다.
③ 치료시에는 반드시 꽈샤 용구(예 : 물소뿔, 숟가락)와 활혈제(꽈샤유)를 사용하여 피부가 상하지 않도록 주의해야 한다.

④ 시술의 경중을 손에 익히고 꽈샤 순서에 따라 해야 한다.
⑤ 꽈샤를 할 때 간혹 현기증을 느끼는 환자가 있는데 이럴 때는 즉시 멈춰야 한다. 또, 식은땀을 흘리거나 얼굴색이 창백해지거나 구토증을 느낄 때는 꽈샤를 멈추고 눕힌 후 휴식을 취하게 한다. 뜨거운 설탕물을 마시게 하면 빨리 회복될 수 있다. 혹시 쉽게 회복되지 않으면 백회, 내관, 용천혈위를 긁어 응급조치를 할 수 있다.

● 시술 후의 주의 사항
① 꽈샤 후 병자는 잠시 휴식을 취하는 것이 좋다.
따뜻한 물이나 생강차를 마시면 더욱 좋고 시술 후 급한 운동을 피하며, 깊이 근심하는 것을 삼가고 날 것이나 찬 음식, 기름기 많은 음식은 피한다.
② 꽈샤 치료를 규칙에 맞게 정확하게 했는데도 병이 더 악화되거나 효과가 없으면 반드시 병원에 가서 더욱 정확한 검사와 치료를 받는다.
③ 꽈샤 요법을 할 때라도 병의 상태에 따라서는 한약이나 안마 등을 겸하여 치료하면 더욱 효과를 얻을 수 있다.

제 3 부
병별 꽈샤법

1 병별 꽈샤법은 각각의 병에 따른 꽈샤 치료 부위와 방법을 보기 쉽게 그림으로 정리한 것이다.

2 임맥과 독맥 이외의 인체 모든 혈은 좌우 대칭이므로 편의상 한 쪽만 표시했지만 치료시에는 양쪽 다 시술해야 한다.

3 꽈샤 치료혈을 1회 시술시에 한꺼번에 전부 시술하지 않고 치료혈별로 나누어서 번갈아가며 해도 된다.

제1장 내과 병증

감기

병독(바이러스)에 의해서 호흡기 계통으로 감염되는 질병이다. 남녀노소 구별 없이 감염되고 사계절 모두 발생하는데 겨울에서 봄 사이 기후가 급변할 때 특히 발병률이 높다.

증상으로는 코막힘, 콧물, 재채기, 인후간지럼증, 인후통, 기침, 두통이 있고 전신이 쑤시고 아프며 열이 있는데 제때 치료하지 못하면 병이 발전하여 기관지염이나 폐렴, 심근염 등의 질병을 유발시킬 수 있다.

중의에서는 감기를 풍한과 풍열로 나누는데 풍한형은 오한이 많고 발열은 적다. 콧물, 재채기를 동반한다. 풍열형은 오한이 적고 발열이 많다. 인후통, 두통을 동반한다.

● 꽈샤 치료 부위와 방법

풍한형 : 풍지, 대추, 풍문, 폐유, 어깨쭉지 부위를 긁고 중부, 앞가슴 부위와 족삼리를 긁는다.

풍열형 : 대추, 소상, 곡지, 척택을 긁고 외관, 합곡을 긁거나 뜯거나 문지른 다음 풍지, 풍문, 폐유, 어깨쭉지 부위를 긁는다.

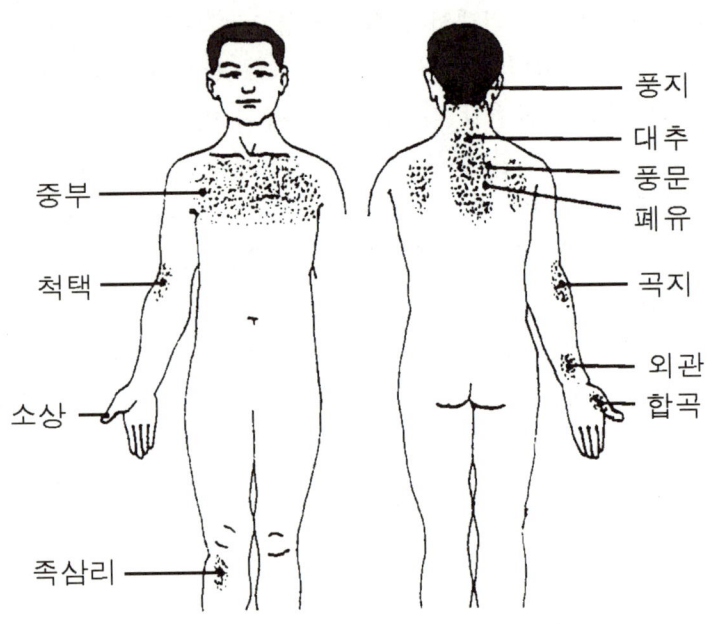

● 주의 사항

① 감기는 오래 두면 안 된다. 평소에 추위를 이기는 훈련을 하는 것이 좋으며 매일 합곡을 집는 것도 예방이 된다.

기관지염

　기관지염은 크게 급성과 만성으로 나뉜다. 두 가지 모두 병독, 세균 감염, 물리화학 자극 및 과민 반응으로 인해 생기는 염증성 질병이다.
　급성 기관지염은 병이 발생했을 때 위쪽 호흡기관 감염 증세가 있는데 예를 들면 코막힘, 재채기, 인후통, 두통, 오한, 발열 등이다. 숨이 가빠지며 병의 경과가 한 달 이내에 또다른 증상으로 발전한다.
　만성 기관지염은 주로 중년 이상에게 많고 유행성 감기나 폐렴, 급성 기관지염에서 발병하여 2년 이상 연속해서 발병할 수 있다.
　기침과 가래를 동반하며 특히 아침에는 가래가 끈적끈적한 백색 거품으로 나오지만 뱉을 수가 없고, 말기에는 폐기종이나 폐원성 심장병 등의 증세가 보일 수 있다.
　중의학으로 보면, 장부 손상으로 인해 영기·위기가 몸 안에 고정되어 있지 못 해서 자주 외사에 감염됨으로써 발병한다.

● 꽈샤 치료 부위와 방법

급성기 : 대추를 뜯거나 긁고, 풍문, 폐유, 신주, 단중, 중부를 긁는다.

만성기 : 대추, 풍문, 폐유, 신주, 단중, 중부, 척택, 태연, 신유를 긁는다.

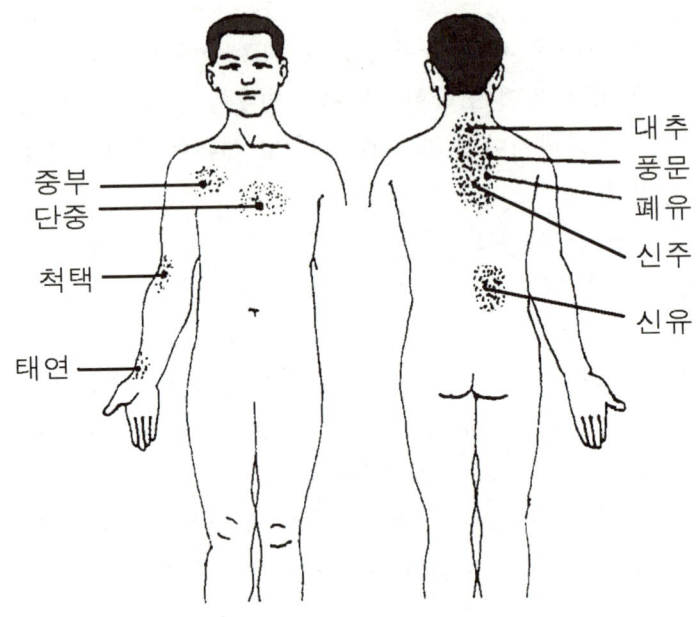

● 주의 사항

① 급성기에는 치료 기간 동안 담배를 끊고 너무 매운 음식을 피한다.

② 만성기에는 신체 보온에 주의하고 감기를 예방하여 절대 과로를 피하고 금연이 필수이다.

기관지 천식

　기관지 천식은 일종의 발작성 폐 부위 과민성 질병이다. 과민 원인으로는 세균, 병독, 먼지, 꽃가루 등이 있다. 계절성이어서 계절에 따라 증세가 나빠지기도 한다.
　목구멍이 간지럽고 기침을 심하게 하거나 가슴이 답답할 때 즉시 치료하지 못하면 신속하게 천식으로 발전한다.
　급성 발작시 숨이 가빠지거나 헐떡거리고 기침과 가래가 보이고 반듯하게 눕기가 어렵고 매번 발작시 몇 시간이 지난 다음에야 겨우 진정된다. 병의 경과가 길어지면 과민성이 높아지고 만성 기관지염을 동반하게 된다.
　일 년 내내 고생하는 경우도 있고 병이 중해지면 저색성 폐기종, 폐부장, 기흉 등의 증세가 동시에 발병할 수 있다.
　중의학으로 보면, 효증(哮症), 단증(端症), 담음(痰飮)의 범위에 속한다. 병의 원인은 폐내에 잠복해 있는 숙담(宿痰)으로서, 외감풍한(外感風寒)이나 음식이 부당하거나 정서 이상이 복합되어 담과 기가 서로 막히거나 기도(氣道)가 불량하기 때문이다.

● 꽈샤 치료 부위와 방법

발작기 : 대추, 정천, 폐유, 천돌, 단중, 중부, 척택과 앞가슴 및 팔 안쪽을 긁는다.

완화기 : 정천, 풍문, 폐유, 신유, 지실, 태연, 족삼리와 허리 부위와 팔 안쪽을 긁는다.

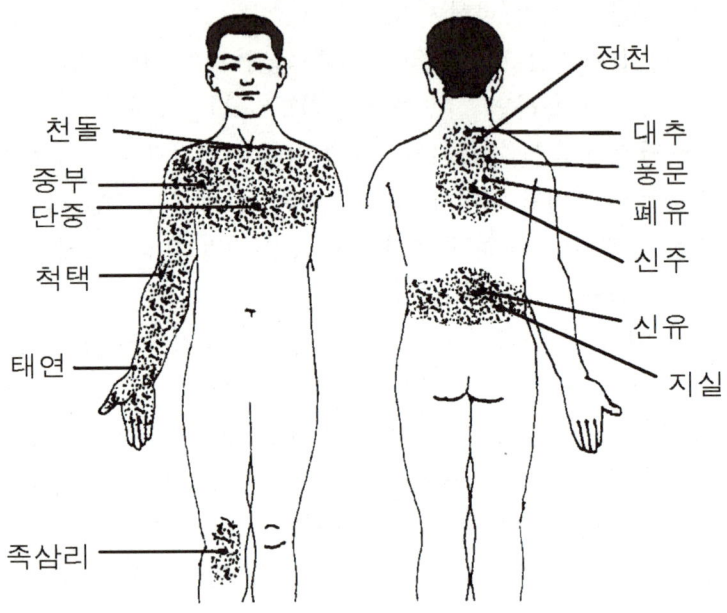

● 주의 사항

① 적당한 운동으로 항병 능력을 키우고, 담백한 음식을 섭취하고 금연하며, 부부 관계를 자제해야 한다.

폐기종

폐기종은 폐의 용적이 증가되어 폐조직 끝 부분의 탄력이 감소되는 것을 말한다. 처음에는 사소한 기관지 막힘에서 시작되지만 병이 발전하여 만성 기관지염이나 폐결핵, 기관지 천식, 기관지 확장증, 만성 폐화농증 등을 이어서 발생시킨다.

초기에 주로 나타나는 증세로는 숨을 헐떡이고 힘을 쓰면 더욱 심해지며 오래 되면 입술과 손톱에 청색증의 보이고 말기에는 폐원성 심장병으로 발전할 수 있다.

심장박동이 약해지기 쉽고 간과 비장이 붓거나 복수가 차기도 한다.

중의학에서는, 폐장(肺臟), 허천(虛喘)에 속하며 원기 부족이나 폐가 허약하여 병을 초래한다고 본다.

● 꽈샤 치료 부위와 방법

대추, 정천, 폐유, 신유, 단중, 척택, 태연을 긁는다.
기해, 관원, 족삼리 및 팔 안쪽을 긁거나 문지른다.

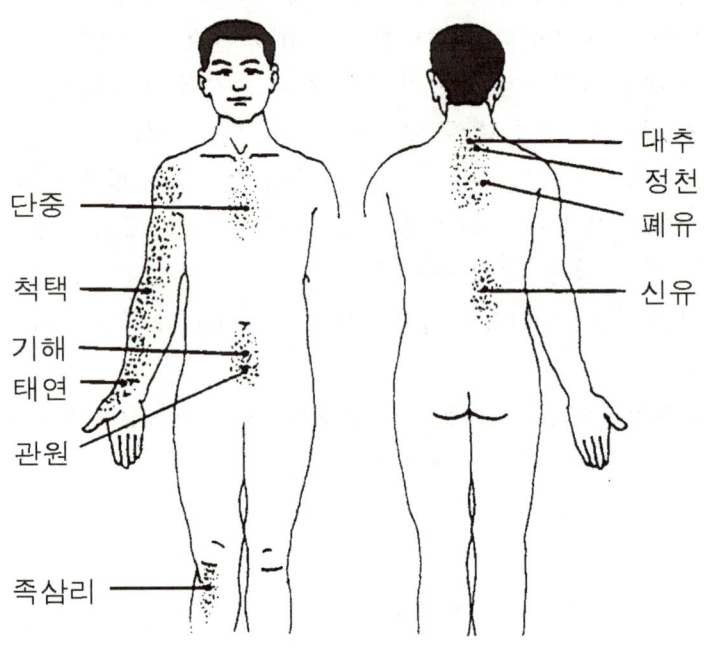

● 주의 사항

① 꽈샤 치료를 지속적으로 해야 하며 호흡 운동을 병행하는 것과 동시에 급성 발작을 예방하는데 힘써야 한다.

폐 렴

　세균 감염, 병독 감염 및 과민 요소(알레르기)가 원인이 되는데 특히 세균 감염으로 발병하는 경우가 많다.
　병변 부위와 성질에 의하여 대엽성 폐렴, 소액성 폐렴, 간질성 폐렴, 홍역성 폐렴, 알레르기성 폐렴 등으로 나눈다.
　임상시 가장 많이 볼 수 있는 것은 대엽성 폐렴이며 봄, 겨울 두 계절에 자주 발생하고 청·장년층에 많고 남자가 여자보다 많이 걸린다.
　증상은 모두 급격히 발병하고, 고열, 기침, 가래, 흉부 통증, 호흡 곤란, 청색증 및 식욕부진, 오심, 구토 등이다.
　중의학으로 보면, 폐열병(肺熱病), 풍온(風溫)과 비슷하며 과로를 하거나 폐의 위치가 고정되어 있지 않거나 자주 풍사(風邪)에 감염되어 담열이 막히는 것이 원인이 되어 발병한다.

● 꽈샤 치료 부위와 방법

대추, 신주, 폐유, 심유, 단중, 곡지, 척택, 공최, 합곡, 풍륭혈을 긁는다.

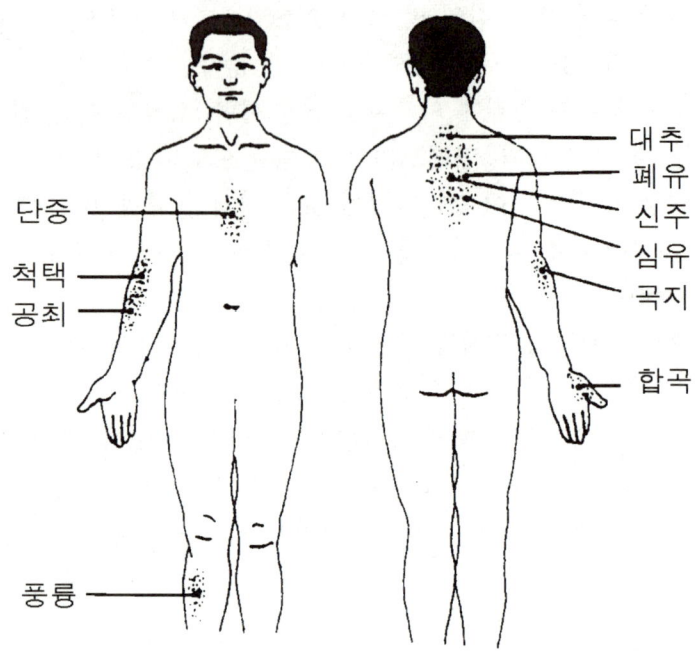

● 주의 사항

① 환자가 충분히 휴식을 취하면서 시술해야 하며 항생 물질(antibiotic) 치료를 겸할 수 있다.

폐결핵

결핵균이 호흡 기관을 통해 폐 부위를 감염시키는 만성 소모성 전염병인데 주된 증세는 기침, 각혈, 오후 발열, 식은땀, 가슴 통증이다.

초기에는 기침, 무력감, 식욕 감소, 마르거나 여위고 가래 속에 핏줄이 보이며 불규칙한 고열이나 미열이 있다. 병의 경과가 길어지면 기침이 심해지고 각혈량이 증가하며 잠을 이루지 못 하고 식은땀을 흘리는 증세가 나타난다.

이 병은 철저하게 치료하지 않으면 자주 재발해서 만성 섬육 공동성 폐결핵에 이르는 수도 있다.

중국의학에서는, 허로(虛勞), 폐로(肺勞)의 범주에 속하며 정혈(精血)이 안에서 소모되어 밖에서 사기가 침입하여 병이 생기는 것으로 본다.

● 꽈샤 치료 부위와 방법

백로, 폐유, 고황, 비유, 위유를 긁는다.
중완, 열결을 뜯거나 집거나 긁는다.
족삼리, 삼음교를 긁거나 점안(点按 : 꼭꼭 누르기)한다.

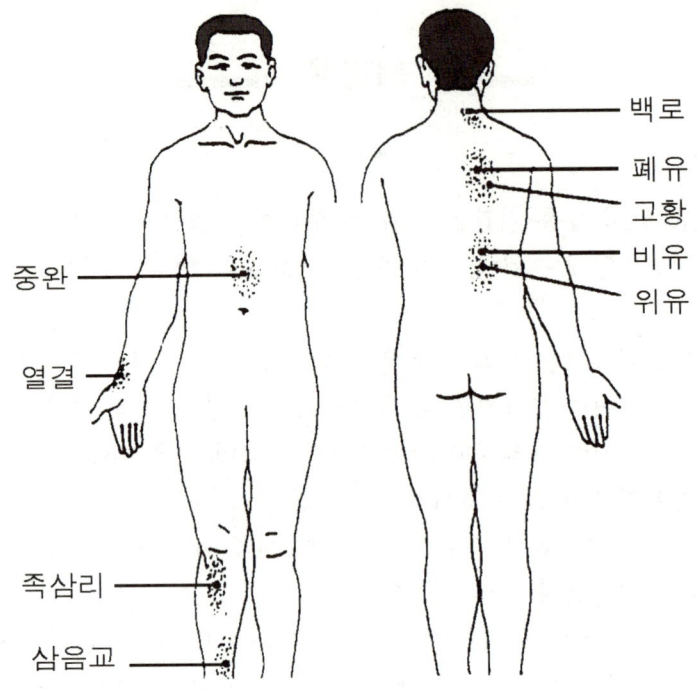

● 주의 사항

① 이 병을 치료하는 데는 꽈샤 요법을 보조수단으로 한다. 그러므로 항결핵제를 쓰는 동시에 영양 결핍이 되지 않도록 주의한다.

② 매운 음식을 피하고 술, 담배를 금한다.

③ 가족이나 이웃과 격리시켜서 전염되지 않도록 한다.

흉막염

흉막염은 여러 가지 원인으로 생기는 비단순성 질병이다.

폐결핵이 널리 퍼져서 생기기도 하고 원래 있던 질병이 흉막에 옮겨와서 감염성 흉막염을 발생시키기도 하며 종양성 흉막염이 되기도 한다.

흉막염은 발병이 급격하고 가슴 통증이 심하며 호흡 곤란, 기침 등이 통증을 더욱 크게 한다. 열이 나며 추위를 무서워하고 폐가 압박을 당해 호흡이 곤란해지며 열과 식은땀이 나고, 힘이 없어지고 식욕이 감퇴되는 증세를 보인다.

중의학에서는, 협통(脇痛)이라고 하며 흉양(胸陽)이 부진(不振)하거나 물이 가슴이나 옆구리 부분에 고이는 것으로도 병이 난다고 본다.

● 꽈샤 치료 부위와 방법

견정, 폐유, 비유, 단중, 기문, 척택, 극문, 지구를 긁는다. 양릉천, 외구, 족삼리를 긁거나 점안한다.

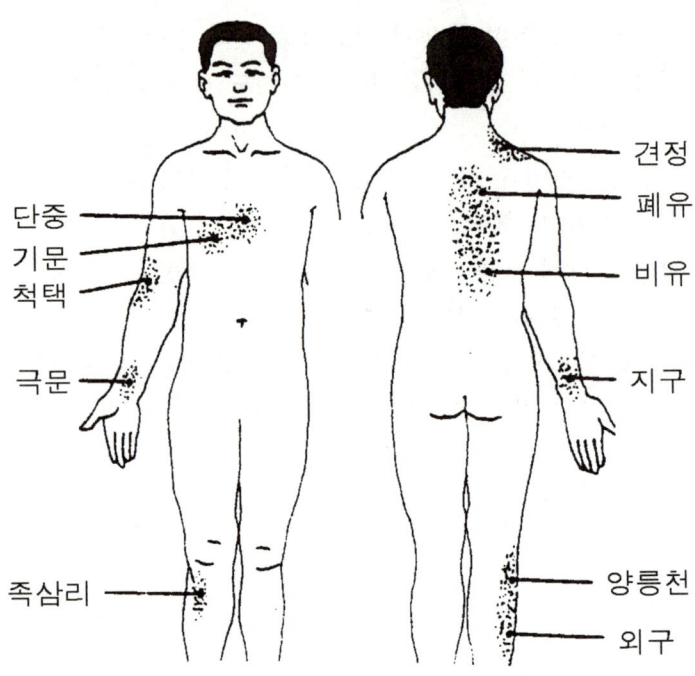

● 주의 사항

① 꽈샤 요법이 이 병에 대해 확실한 효과가 있지만 병인에 근거하여 다른 치료법과 병행하면 더욱 효과가 빠르다.

횡격막 근육 경련(딸꾹질)

딸꾹질은 횡격막 근육의 반복 수축 증세인데 원인은 주로 위, 장, 복막, 식도의 질병과 관계가 있다.

정신에 대한 좋지 않은 자극, 추위, 부적당한 음식으로 신경을 자극하여 병이 난다. 중병을 앓고 있는 중에 연속적인 횡격막 근육 경련이 있을 수 있는데 이것은 병세가 악화되고 있다는 것을 암시한다.

노년층이나 관상동맥경화증 환자에게는 뚜렷한 병인이 없이 발생하는데, 이 경우 갑자기 딸꾹질이 연속해서 나며 멈출 수가 없다면 심근경색일 가능성이 있다.

주요 병인은 부적당한 음식, 정서 불안, 정기 쇠약, 위와 장의 연동 운동·작용의 실조(失調)인데 사기(邪氣)가 거슬러 올라와서 횡격막을 움직이는 것이다.

● 꽈샤 치료 부위와 방법
격유, 간유, 단중을 긁는다.
기문, 중완을 긁는다.
내관을 점안한다.

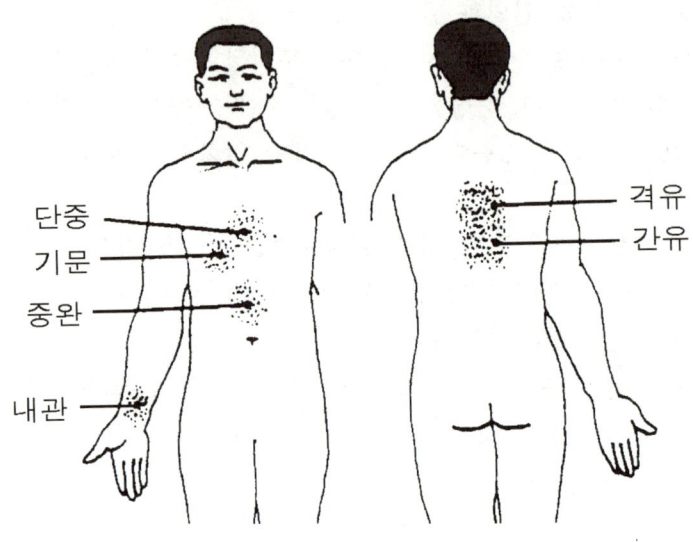

● 주의 사항
① 장 기능 장애 환자는 평소 실내 온도나 체온을 적절히 조절하여 한사(寒邪)의 침범을 막아야 한다.
② 맵거나 뜨겁거나, 기름에 지진 음식이나 부치거나 튀긴 음식은 피하고 먹을 때도 천천히 삼켜야 한다.

오심 구토

오심(惡心 : 속이 불쾌해지면서 토할 듯한 기분이 생기는 증상) 구토는 주로 위장 기능의 실조(失調)에서 오는데 신경 기능의 혼란이 원인이 되기도 한다. 현대 의학은 이 병의 발병 원인이 정신 자극이나 부적당한 음식 섭취와 관련이 있다고 본다.

또 오심 구토는 다른 여러 질병에서도 자주 볼 수 있는데, 예를 들면 고열, 급성 위장염, 간염, 췌장염, 담낭염, 귓속병 등이다.

치료시에는 오심 구토가 발생하는 근원이 되는 병을 중심으로 치료해야 한다.

중의학으로 보면, 이 병은 구토(嘔吐) 범위에 속한다. 정서 불안, 간에 울혈이 생겼을 때, 간기가 상승하여 비위를 침범할 때, 근심 걱정으로 비위를 침범하여 비장과 위장의 기능이 실조(失調)되는 것이 병의 원인이다.

● 꽈샤 치료 부위와 방법

간유, 비유, 위유혈을 긁는다.
천돌, 중완, 내관, 공손을 뜯거나 문지른다.
족삼리를 긁거나 점안한다.

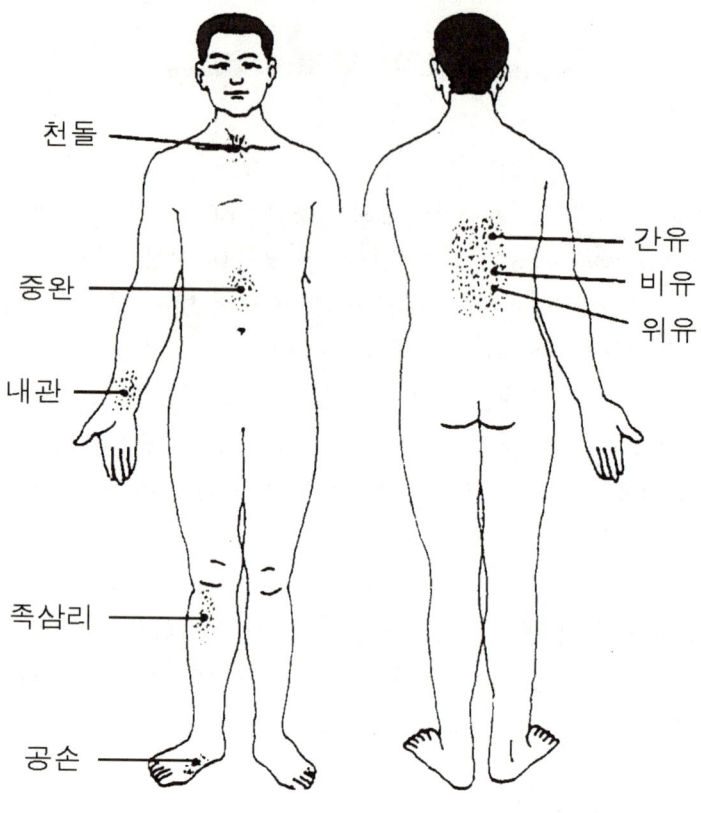

● 주의 사항

① 음식과 위생에 주의하고 소량으로 자주 먹어야 한다.
② 날 것이나 차거나 깨끗하지 않은 음식은 먹지 않는다.
③ 기름지거나 단맛이 강한 음식을 많이 먹어서는 안 되며, 동시에 정서를 안정시키는데 노력해야 할 것이다.

급성 위장염

급성 위장염은 주로 여름이나 가을에 발생하는데, 각종 원인 때문에 위장 점막에 염증이 생기는 것이다. 지나치게 차거나 뜨겁거나 불결한 음식을 먹음으로써 생긴다.

주요 증상은 돌발적인 오심(惡心), 구토, 복통, 설사 등이다.

병세가 위독할 때는 토하는 횟수가 잦아지고 창자가 꼬이는 듯한 복통이 있고 입술색이 청자색을 띠며 안구가 함몰되고 사지가 몹시 차고 심지어 탈수로 인한 쇼크 현상까지 보인다.

이러한 위급시에는 꽈샤 치료는 적절하지 못하므로 바로 병원으로 가야 한다.

중의학에서 보면, 이 병은 설사, 구토 범위에 속하며, 외사(外邪)의 침입과 부절제, 혹은 불결한 음식 섭취가 원인이다.

● 꽈샤 치료 부위와 방법

외유, 대장유, 내관, 족삼리를 긁는다.
천추, 기해를 뜯거나 문지른다.

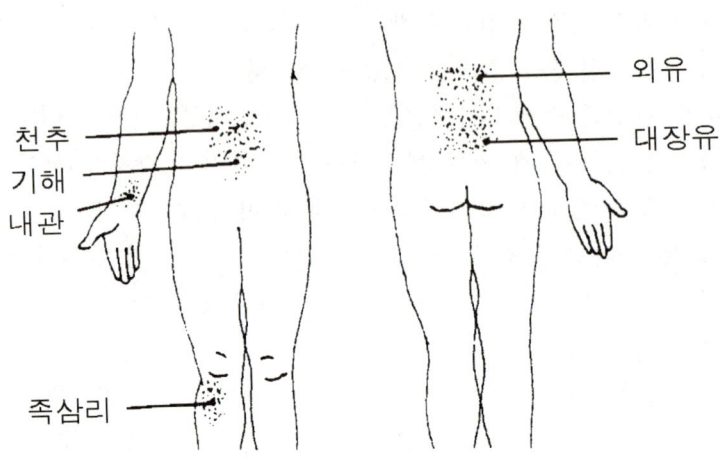

● 주의 사항

① 꽈샤 치료와 동시에 병인을 찾아 제거하는 것이 중요하다.
② 증세가 가벼운 환자는 소화가 쉬운 음식을 먹거나 설탕물을 마신다.
③ 평상시 음식과 위생에 주의하고 부패되거나 변질된 음식은 먹지 않는다. 증세가 중할 때는 금식한다.

만성 위염

만성 위염은 급성 위염이 변해서 생길 수도 있고 좋지 않은 식습관이 원인이 될 수도 있으며 장기간 위에 자극을 주는 약을 복용하거나 구강, 코, 인후에 만성 감염병이 자리를 잡고 있거나 균 감염 및 자가 면역 결핍성 질병이 원인이 되어 발생할 수도 있다.

주요 증상은, 만성적이고 반복적인 상복부 통증, 식욕 부진, 소화 불량, 배가 더부룩하거나 트림이 나오는 것이다.

중의학으로 보면, 위완통(胃脘痛) 범위에 속하고, 병인은 음식물이나 정서적 손상으로 비장에 이상이 생기고 위의 화강(和降) 기능에 이상이 생겨 발생한다.

● 꽈샤 치료 부위와 방법

비유, 위유를 긁는다.
중완, 장문, 기해를 뜯거나 긁거나 문지른다.
족삼리를 긁거나 점안한다.

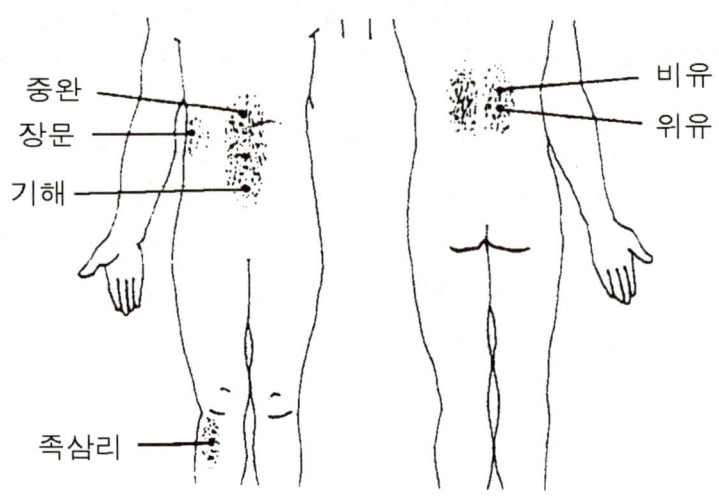

● 주의 사항

① 정서 이상과 음식 절제가 원인으로써, 허증(虛症)이 많다.
② 적은 양으로 자주 먹고 담백한 음식을 섭취하고 술이나 기름기 있는 음식, 맵거나 자극적인 음식은 피한다.

소화성 궤양

위장이나 위액 접촉 부위의 만성 궤양을 가리킨다. 위와 십이지장에 주로 발생하기 때문에 위십이지장궤양이라고도 한다.

위산, 위단백효소 분비 과다, 나선상균 감염 등과 관계되어 발병한다.

위궤양은 만성 복통이 있고 식사 후 약 한 시간이 지나면 아프기 시작하나 시간이 지날수록 통증은 약해진다. 십이지장궤양은 밤 사이나 식사 전 빈 속에는 통증이 있지만, 음식을 조금이라도 먹으면 곧 괜찮아진다.

위궤양이나 십이지장궤양 모두 신물이 넘어오거나 속이 쓰리고 상복부가 더부룩하고 답답하다. 또 오심(惡心), 구토, 식욕 부진 증세나 흑변, 출혈이 있기도 하다.

중의학으로 보면, 위완통(胃脘痛), 심구통(心口痛)에 속한다. 병인은 부적당한 음식, 과도한 피로로 인해 중초가 허약해지거나 위 기능 실조(失調)에서 발생한다.

● 꽈샤 치료 부위와 방법

간유, 비유, 위유를 긁는다.
중완, 기해, 관원을 문지르거나 뜯는다.
내관을 긁거나 문지른다.
양구, 양릉천을 긁거나 점안한다.

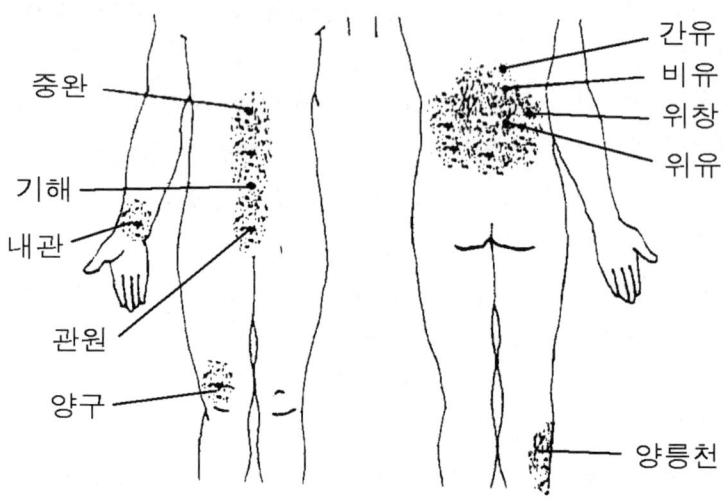

● 주의 사항

① 궤양이 완쾌되는 데는 6개월 정도의 시간이 필요하므로 장기적인 꽈샤 치료를 해야 한다.
② 음식을 절제하고 규칙적인 생활과 금연, 금주에 힘쓴다.

소화 불량

　소화 불량이란 소화기 계통의 질병뿐만 아니라 기타 다른 질병으로 인해 소화 기능이 장애를 일으키는 증상을 통틀어 말하는 것이다.
　주로 폭음, 폭식을 하거나 맵거나 기름지고 단 음식, 아주 차거나 뜨겁거나 딱딱한 음식을 지나치게 좋아해서 생긴다.
　복부 팽만·거북함, 트림, 오심(惡心), 구토, 식욕 부진, 설사나 변비, 음식물을 완전히 소화하지 못하는 등의 증세를 보인다.
　중의학에서는, 간기가 울혈되어서 음식 절제를 못 하고 시간이 지나면서 비위를 상하게 하거나 또, 오래된 병은 몸을 허(虛)하게 하며 영양불량, 비위 기능, 소화 기능이 감퇴되어 발생한다고 본다.

● 꽈샤 치료 부위와 방법

비유, 위유를 긁는다.
중완, 천추를 뜯거나 문지른다.
족삼리, 삼음교를 긁거나 점안한다.

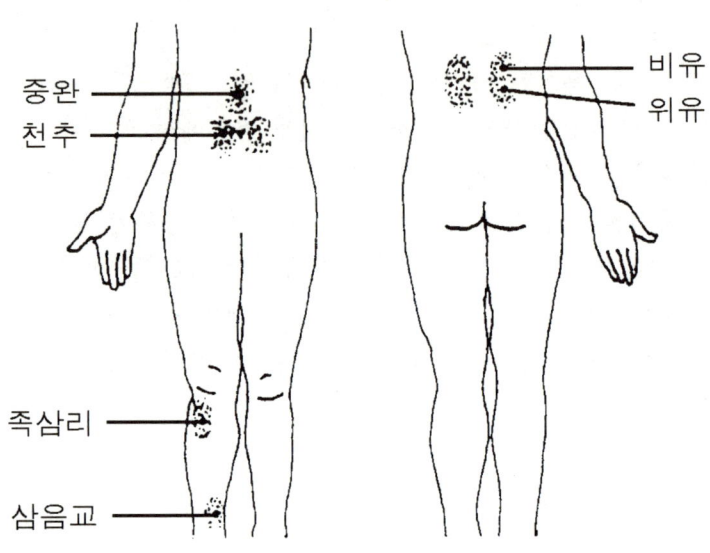

● 주의 사항

① 꽈샤 치료와 동시에 절제 있는 식생활을 해야 하며 너무 배부르게 먹지 말고 기름진 음식, 단 음식, 쓰거나 찬 음식을 피해야 한다.

위하수

　위하수는 복강내의 지방질이 얇아지거나 약해져서 복벽 근육이 느슨해져 위장이 정상 위치보다 아래로 처지는 것을 말한다.
　서 있을 때는 위의 아랫 부분이 골반강까지 미치고 위무력증을 동반한다. 소모성 질병 환자와 무기력형 체질인 사람에게 자주 보이며 소화 기능에 직접적인 영향을 준다.
　상복부 팽만·거북함, 식욕 부진, 통증, 몸무게가 줄거나 힘이 없어지는 등의 증세를 동반한다.
　중의학으로 보면, 허손(虛損)에 속하며 비위가 허약할 때 발생한다.

● 꽈샤 치료 부위와 방법

백회를 문지른다.
비유, 위유를 긁는다.
중완, 대횡, 기해, 관원을 긁거나 뜬다.
족삼리를 긁거나 점안한다.

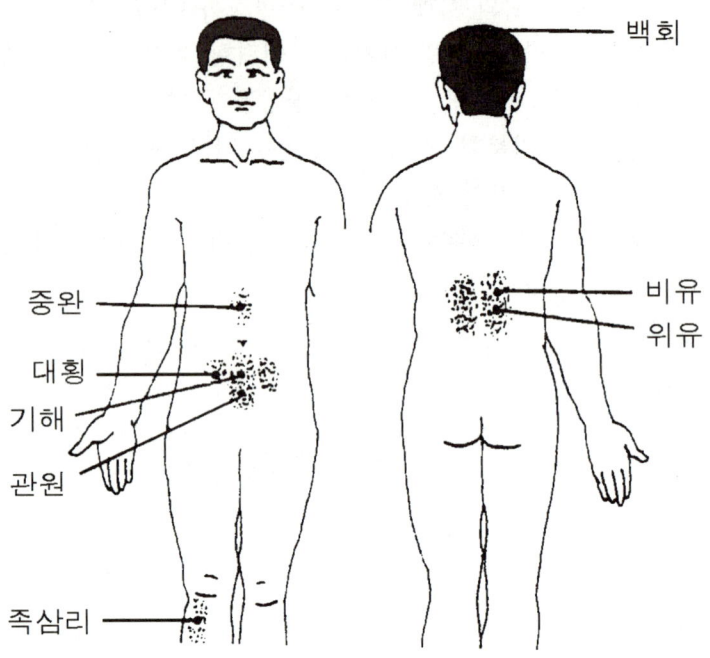

● 주의 사항

① 영양에 신경을 쓰고 양을 적게, 자주 먹는다.
② 식사 후 편안히 휴식을 취하고, 오래 걷거나 뛰지 말고 평소에 적당한 복근 운동을 한다.

담석증 (담낭염, 담교통)

　담석증과 담낭염의 발작 중에 오는 통증을 담교통이라고 하는데, 담도가 막히거나 결석, 담낭 수축시 담즙 분비 장애, 담즙 농축이 원인이다.
　그 중에 담염은 담낭 발작을 유발시켜 극렬한 통증과 동시에 상복부가 답답하고 더부룩하며 식욕 부진, 트림, 오심(惡心), 구토, 황달 등을 동반할 수 있다.
　의학에서 보면, 복통(腹痛), 위완통(胃脘痛) 범위에 속하며 정서 불안, 부적당한 음식, 습열(濕熱)이 몸 안에서 막히거나, 기생충으로 인해 어혈이 생겨 막히거나, 외부로부터 사기(邪氣)의 침입을 받아서 간과 담의 기가 막히거나, 배설 기능에 이상이 생겨 발생한다.

꽈샤 치료 부위와 방법

발작기에는 천종, 담유, 어깨쭉지 부위를 긁는다.

기문, 일월, 양문을 긁는다.

완화기에는 담유, 일월, 상복부를 긁는다.

양릉천, 담낭혈, 광명, 구허, 다리 종아리 바깥쪽을 긁는다.

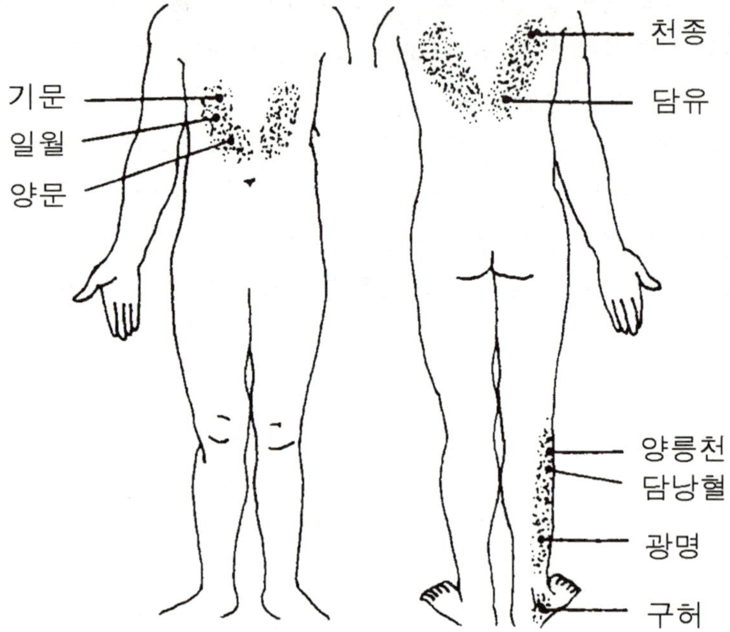

주의 사항

① 꽈샤 치료법은 이 병이 만성일 때 적합하므로 감염 때문에 생기는 급성 발작기에는 종합적인 치료가 필요하다.

복 통

　복통의 원인은 광범위하지만, 외부의 풍사(風邪)가 배 안으로 들어왔을 때, 날 것이나 찬 음식을 많이 먹었을 때, 비와 위의 기능이 약해졌을 때 주로 병이 난다.
　그 다음으로 폭음, 폭식, 불결한 음식을 먹었을 때, 비위의 양기가 허해져서 기와 혈을 만들고 화합하는 원천이 부족할 때도 발병한다.
　복통은 통증이 심하고 통증 부위가 넓고 복근육 긴장을 동반하므로 위장천공, 복막염, 여성의 경우는 자궁외 임신 등과 잘 구별해야 한다.

● 꽈샤 치료 부위와 방법

위유, 신유, 대장유를 긁는다.
중완, 천추, 관원을 뜯거나 문지르거나 긁는다.
양구, 족삼리를 긁거나 점안한다.

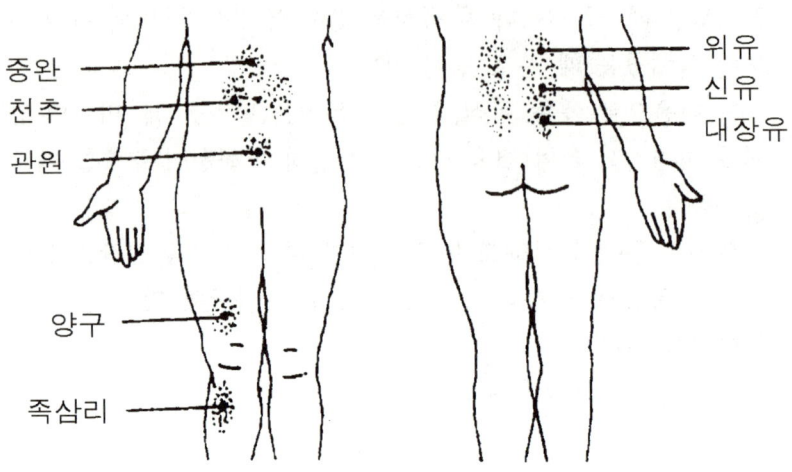

● 주의 사항

① 만성 복통은 꽈샤 치료로 비교적 좋은 효과를 얻을 수 있는데 우선 정서적 안정이 필요하다.

② 복통이 심하면 안색이 창백해지거나 식은땀을 줄줄 흘리고, 사지가 냉하거나 허리를 펴지 못 한다. 이럴 때는 급히 병원으로 옮겨야 한다.

만성 결장염

만성 결장염은 배변 횟수가 늘거나 변이 묽거나 설사가 물같거나 거품변을 주요 증세로 하는 질병이다.

대부분 재발하며, 병의 경과는 반 년 이상이다. 위장의 분비·소화·흡수·연동 운동 등 여러 가지 기능 중 하나에 이상이 생겨도 장염을 유발시킨다.

급성 장염에서 만성 장염으로 발전하며, 음식을 완전히 소화하지 못 하며 설사 후에야 안정이 된다.

중의학에서는 이 병을 설사(泄瀉) 범위로 보는데, 부적당한 음식, 정서 이상, 오래된 병으로 인한 기허로 비, 위, 장이 손상되어 소장의 청탁(淸濁)을 분별하는 기능이 실조(失調)되고 비위 기능 장애로 발생한다.

● 꽈샤 치료 부위와 방법

비유, 신유, 대장유를 긁는다.
중완, 천추를 뜯거나 집거나 문지른다.
족삼리를 긁거나 점안한다.

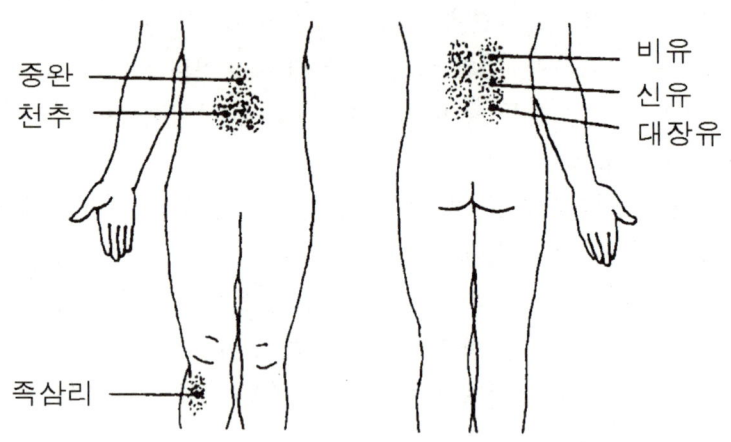

● 주의 사항

① 음식 위생에 주의하고 부패되거나 변질된 음식은 먹지 않는다.
② 채소나 과일을 날로 먹을 때는 깨끗이 씻어서 먹고 음식은 담백하고 소화되기 쉬운 것이 적합하다.
③ 기름지거나 단 음식을 피하고 복부 보온을 잘하고 추위를 피해야 한다.

세균성 이질

이질균에 의해 생기는 소화기 계통 전염병으로, 결장 화농성 염증이 주요 증상인데, 여름과 가을에 유행한다.
찬 음식이나 날 음식을 먹거나 불결한 과일이나 야채를 먹어서 생긴다. 병의 경과가 두 달 이상 되면 만성 이질이라고 한다.
중의학에서 보면, 시역리(時疫痢) 범위에 속하며 병의 동기와 원인은, 이질의 독기로 외감습열(外感濕熱)이 생기거나 날 음식, 찬 음식, 불결한 음식으로 인해 내상을 입거나 사기(邪氣)가 쌓여 막혀서 위장에 손상을 주어 발병한다.

● 꽈샤 치료 부위와 방법

비유, 대장유를 긁는다.
천추, 기해를 집거나 문지른다.
곡지, 합곡을 뜯거나 긁는다.
음릉천, 상거허, 하거허를 긁거나 점안한다.

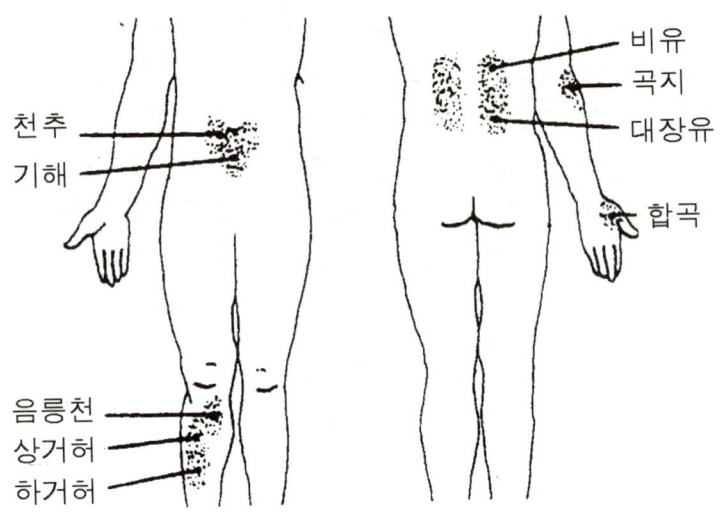

● 주의 사항

① 만성 이질이나 세균성 이질은 꽈샤 요법으로 치료가 잘 되므로 증세를 억제시키고 신체의 항균력을 증가시킨다. 그러나 중독성 이질이거나 병세가 위급할 때는 다른 방법으로 치료해야 한다.

만성 간염

만성 간염은 여러 가지 원인으로 인해 생기는 염증성 질환이다. 병의 경과는 반 년 이상이고 대부분 급성 간염에서 오진으로 인한 잘못된 치료, 병독 감염, 자가 면역 기능 문란, 약물의 부작용 등으로 간에 염증이 치유되지 않고 발전되어 생긴다.

주요 증상으로는 전신 무력감, 식욕 부진, 간 부위가 답답하고 부풀고 은근한 통증이 있고 호전과 악화가 반복된다.

중의학으로 보면, 협통(脇痛), 황달(黃疸) 범위에 속하며 병인은 부적절한 음식이나 비위가 허하거나 춥거나, 또는 외사(外邪)로 인해 비위의 기능이 실조(失調)되거나 습열(濕熱)이 뭉치거나 기혈이 막혀서 생긴다.

● 꽈샤 치료 부위와 방법

대추, 지양, 간유, 담유, 비유를 긁는다.
단중, 기문, 중완을 뜯거나 긁는다.
양릉천을 문지르고 태충을 긁는다.

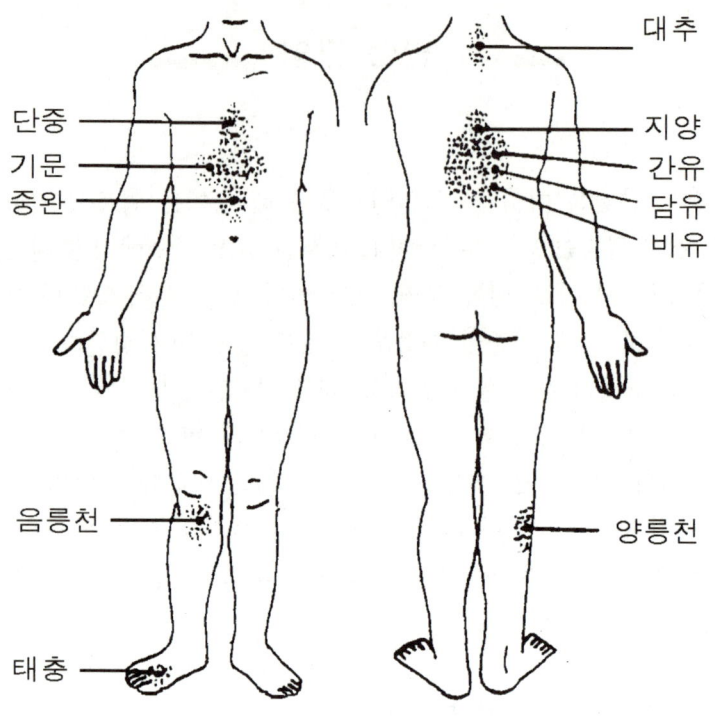

● 주의 사항

① 사용한 꽈샤 용구는 꼭 소독을 하여 재감염되는 것을 방지한다. 제일 좋은 방법은 환자 한 명당 전용 꽈샤 용구 세트가 있는 것이다.

② 이 병은 지양혈 부근에서 통증이 심한 압통점(壓痛点)을 찾는 것이 좋다. 반응 부위는 제6번 흉추 부분이 가장 뚜렷한데 그 부근을 중점적으로 긁거나 문지른다.

변비

　변비는 완만한 대장 운동, 과도한 수분 흡수로 인해 변이 건조해지고 단단해져 장 속에 막혀 쉽게 몸 밖으로 배출되지 못하는 것을 말한다.
　그 특징으로는 배변 횟수 감소, 변이 건조하거나 단단해져 어렵게 배출되고 항상 배 안이 거북한 증상이 있다.
　변비의 원인은 불규칙적인 배변 습관, 오래 앉아 있고 몸을 움직이지 않거나 식이섬유 음식을 적게 먹는 것이다. 변비는 식욕이나 수면에 나쁜 영향을 주고 치질, 항문 열상 등의 질병을 일으킨다.
　중의학에서는, 장이나 위에 열이 쌓여 기가 막히거나 기혈이 허해지거나 음한(陰寒)에 사기(邪氣)가 뭉쳐서 생긴다고 본다.

● 꽈샤 치료 부위와 방법

대장유, 소장유, 차료를 긁는다.
천추, 복결, 기해, 관원을 문지르거나 긁는다.
족삼리를 긁는다.
공손을 뜯거나 문지르거나 긁는다.

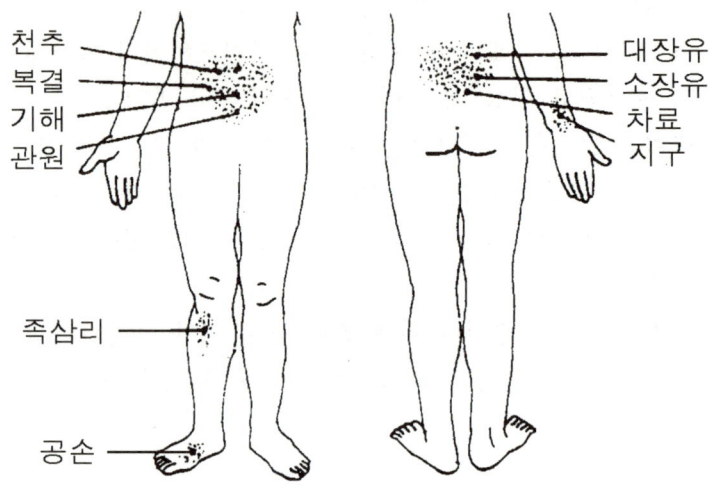

● 주의 사항

① 꽈샤 치료는 단순성 변비에 잘 듣는다.
② 환자는 꽈샤 치료와 동시에 음식을 골고루, 야채와 과일을 많이 먹고 몸을 움직이지 않고 오래 앉아 있는 것을 피한다.
③ 매일 알맞은 운동을 하며 규칙적인 배변 습관을 들인다.
④ 설사약을 남용해서는 안 된다.

고혈압

고혈압은 동맥 혈압이 높아지는 것을 말하는데 특히 심장 확장(이완) 압력이 지속적으로 높아지는 것이 특징인 전신성 만성 혈관 질병이다.

증상으로는 두통, 어지럼증, 귀울림, 건망증, 불면, 가슴이 두근거리고 답답한 기분이 있다. 말기에는 심장·신장·뇌 기관 질병을 초래할 수 있다.

현대 의학에서는 이 병의 발생이 중추 신경 및 내분비 체액 조절 기능 문란, 스트레스와 관계가 깊다고 본다. 그 다음으로는 연령, 직업 환경, 비만 정도, 고지방 섭취, 염분 함량이 많은 음식 섭취, 음주, 흡연 등을 원인으로 꼽는다.

중의학에서는 두통(頭痛), 현훈(眩暈) 범위에 속한다고 본다. 정서 불안, 부적당한 음식, 내상으로 인한 허기가 간의 양(陽)을 상승케 하고 간을 흔들어 초래한다.

● 꽈샤 치료 부위와 방법

풍지, 견정, 머리 뒷부분, 어깨 주위를 긁거나 뜯는다.
등줄기와 등 양쪽 측면에 있는 방광경 부위를 긁는다.
곡지, 팔 바깥쪽, 족삼리, 삼음교를 긁는다.
태양, 태충을 집거나 문지른다.

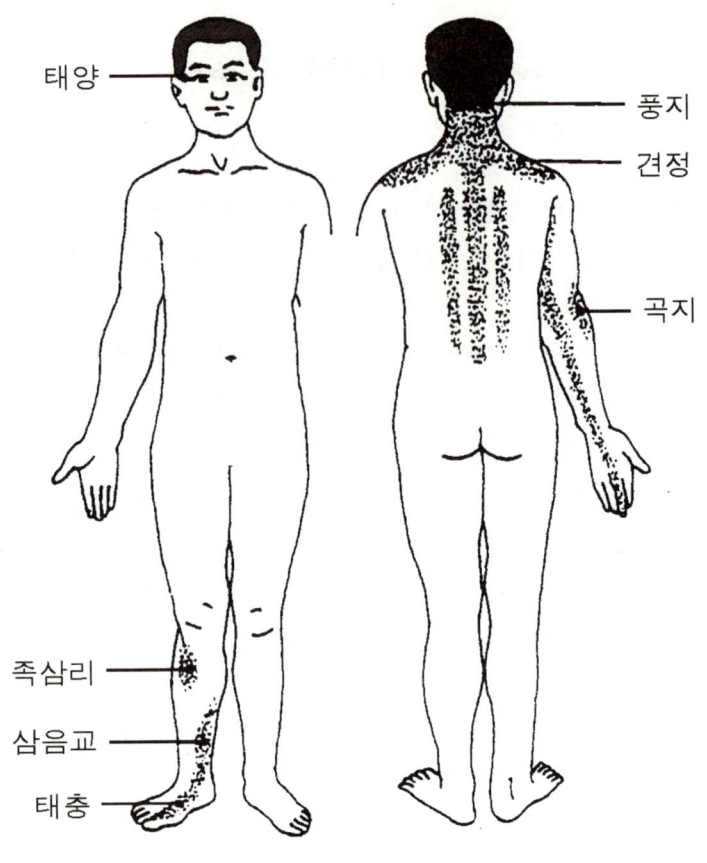

● 주의 사항

① 꽈샤법은 이 병의 증상을 크게 개선시키며 효과가 크나, 평상시에 정신 자극이나 과도한 노동을 피하고 음식에 주의한다.

② 금연, 금주에 힘쓰고 병세 안정기에도 꽈샤 요법을 지속하여 중풍을 예방해야 한다.

저혈압

저혈압에는 체질성 저혈압, 체위성 저혈압, 내분비 기능으로 인한 저혈압, 만성병으로 인한 저혈압, 심혈관 질병으로 인한 저혈압 등이 있다.

일부 환자의 경우 심장 강화제나 혈관 확장약을 과용한 것이 원인일 수 있다.

환자는 두통, 어지럼증, 귀울림, 무력감, 숨이 가빠지고 손발이 차고 식은땀, 건망증 증세가 있고 병세가 심하면 오심, 구토, 혼절 등을 일으킬 수 있으며 일부 만성 환자에게는 무자각 증세가 있다.

중의학의 현기증(眩氣症), 심계(心悸), 허로(虛勞) 범위에 속하며 원인은 과도한 노동, 지나친 사고 혹은 오래된 병으로 인한 심혈 부족, 비위 기능 실조, 신음(腎陰) 기능 실조로 인한 기혈 부족으로 뇌수가 영양을 못 받는 것 때문이다.

● 꽈샤 치료 부위와 방법

백회, 궐음유, 격유, 비유, 지실, 신유를 긁는다.
중완, 관원, 태충, 용천을 뜯거나 긁거나 문지른다.
극문, 풍시, 족삼리를 긁거나 점안한다.

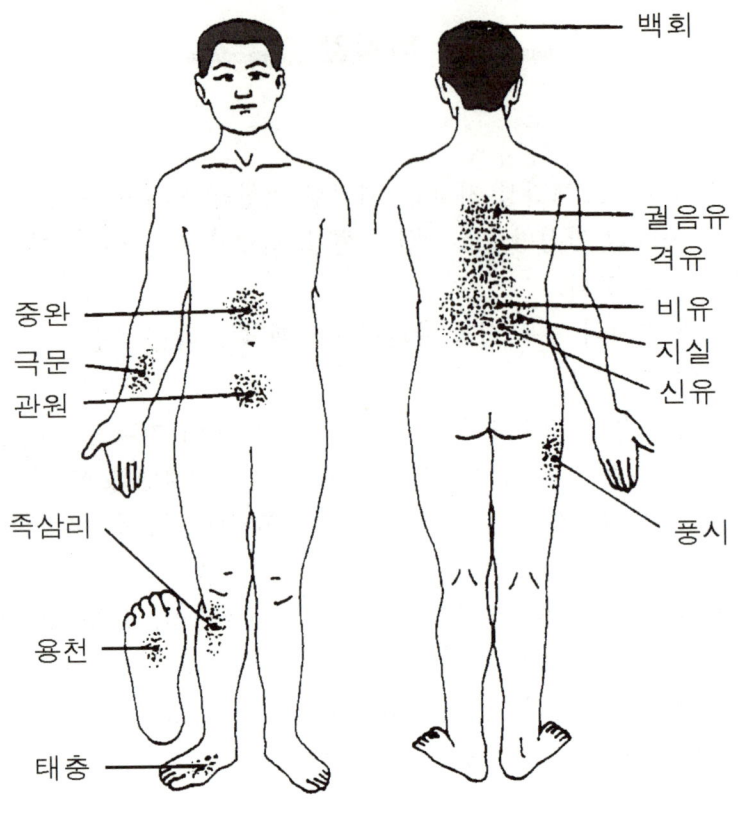

● 주의 사항

① 이 병은 개인의 체질과 심혈관 계통 질병과 약물 복용과도 관계가 있다.

② 꽈샤 요법은 이 병에 탁월한 효과와 치료 작용이 있지만 병 발생 원인을 찾아 종합 치료가 필요하다.

관상동맥경화증

관상동맥에 경련이 나거나, 관 속이 좁아지거나 심장 근육에 이상이 생기거나 산소가 부족해서 생기는 심장병이다.

심교통, 심근육 이상, 심장박동이 불규칙해지거나 힘이 없거나 심장이 커지거나 하는 증세가 있다.

현대 의학에서는 체내 지질 대사가 문란해지거나 혈관벽의 정상구조 파괴가 동맥경화 발생의 주요 원인인 것으로 본다.

이 병은 45세 이상의 남성에게 많은데, 초기 증세로는 관상동맥에 공급되는 혈액이 일시적으로 부족해지는 현상, 심근에 산소나 혈액이 결핍되어 일어나는 발작성 흉골 뒷부분 자통(刺痛) 등이 있다.

심근경색으로 발전하면 자통이 계속되고 압박성 통증이 계속되고 쇼크가 일어나는 경우도 있다.

중의학에서 보면, 흉비(胸痺), 진심통(眞心痛) 범위에 속하고 심양이 부진하고, 심맥이 막히거나 음한이나 흉양이 막히는 것이 원인이다.

● 쫘샤 치료 부위와 방법

궐음유, 신당, 심유, 지양을 긁는다.

태계, 곡택, 내관, 팔 안쪽, 족삼리, 삼음교를 뜯거나 긁거나 문지른다.

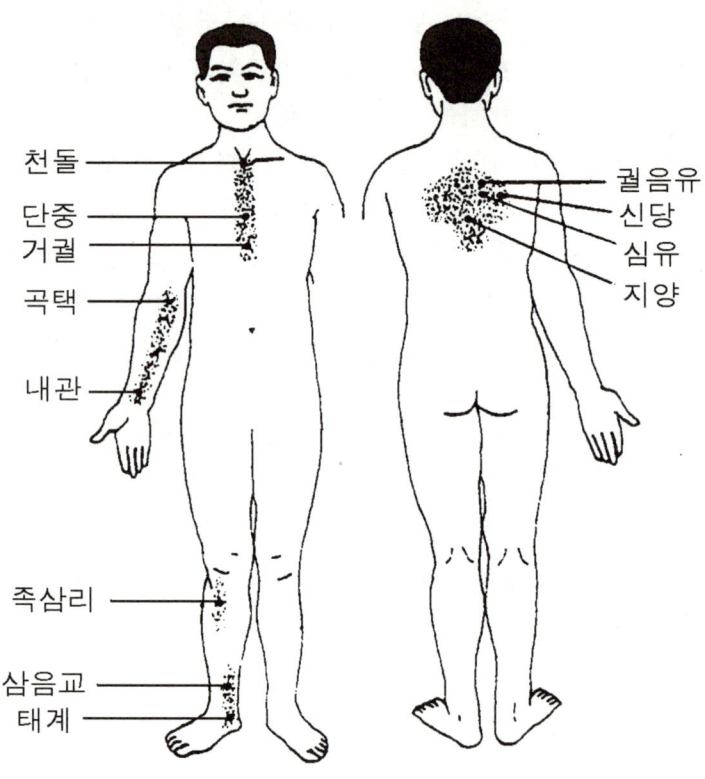

● 주의 사항

① 쫘샤 요법은 완화기에는 확실한 효과가 있으나 발작이 심할 때는 종합적인 치료를 해야 한다.

② 손이 닿는 부분까지는 혼자서 쫘샤 치료를 할 수 있다.

풍습성 심장병

 풍습성(風濕性) 심장병은 풍습성의 반복 발작이 심장 판막에 쌓여 만성적으로 심장 판막에 이상이 생기고 판막 입구가 작아지거나 완전히 닫히지 않는 증세가 생기는 것이다.
 주요 증상으로는 심계 무력증, 숨을 헐떡거리며 호흡 곤란을 일으키고, 양쪽 광대뼈 부위가 붉은 빛을 띤다. 어떤 경우에는 폐수종, 폐어혈 또는 간이 붓거나 커지는 증세가 나타나기도 한다.
 중의학에서 보면, 경계(憬悸), 정충(征沖) 범위에 속하며 원인과 동기는 심혈 부족, 심양 쇠약, 풍습이 승해 기가 아래로 내려가 생기는 것이다.

● 꽈샤 치료 부위와 방법

궐음유, 심유, 영태, 단중, 거궐을 긁는다.
관원을 긁거나 문지른다.
극문, 내관, 족삼리를 뜯거나 긁는다.

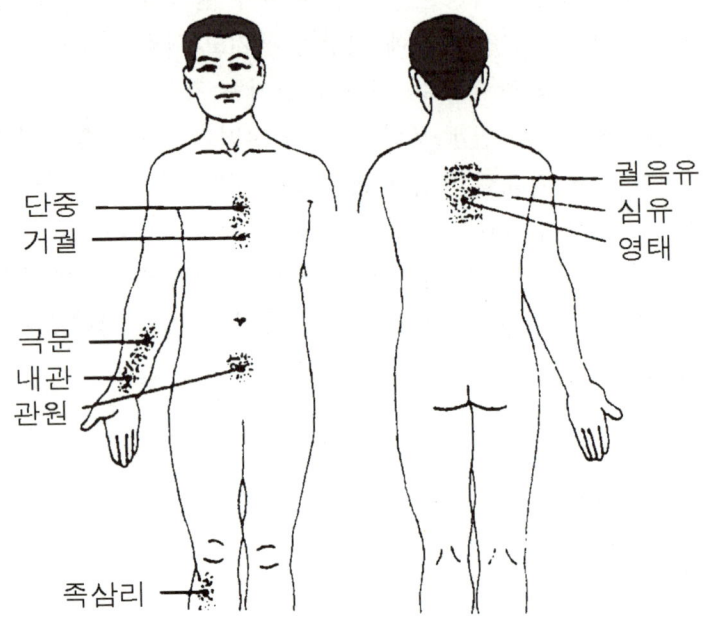

● 주의 사항

① 꽈샤 치료는 이 병을 크게 개선시킬 수 있다. 그러므로 병세가 중하지 않으면 꽈샤 요법만 해도 된다.
② 환자는 평소에 꾸준히 적당한 운동을 해야 한다.

폐심병

폐 부위 질병이나 만성 폐동맥 질병으로 인해 점점 폐동맥 압력이 높아지거나 우심실이 비대해져 심력이 약해지는 동시에 폐 부위의 기도가 상하여 통기 장애로 인한 호흡 장애가 일어난다.

주요 증세로는 만성 기침, 가래, 숨을 헐떡거리거나 천식 증세가 보이다가 점점 발전하여 무력감, 호흡 곤란, 가슴 부위가 답답하고 두통 등이 생긴다.

산소 결핍이 심할 때는 청색증, 불안, 혼미 등의 증세를 보이거나 심계(心悸 : 가슴이 벌렁벌렁 뛰는 증세), 기침, 무력감, 간이 붓고 소변의 양이 줄고 하체가 자주 붓는다.

● 꽈샤 치료 부위와 방법

폐유, 궐음유, 심유, 신유를 긁는다.
단중, 거궐, 기해, 관원을 뜯거나 긁는다.
곡택, 내관, 족삼리, 삼음교를 긁거나 문지른다.

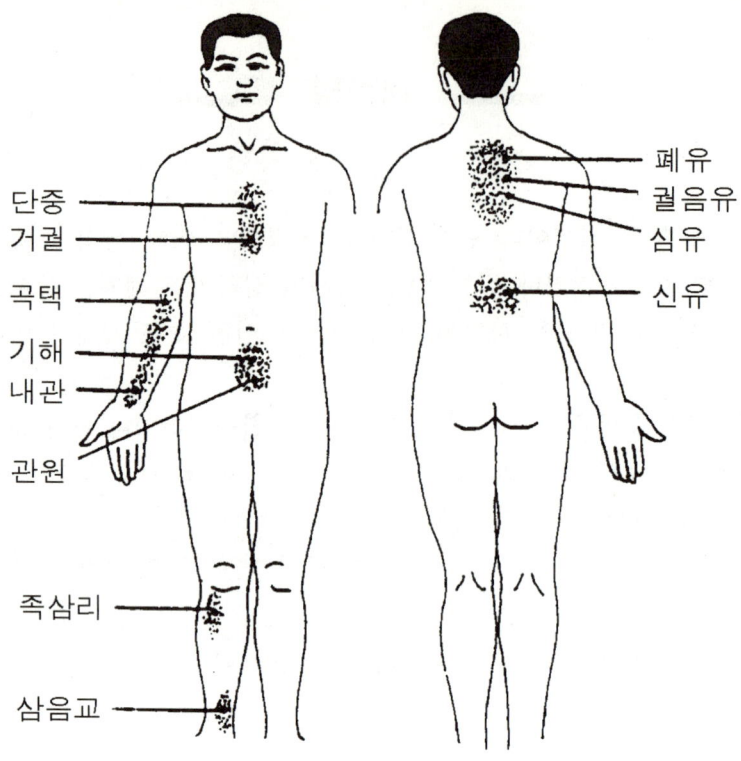

● 주의 사항

① 꽈샤 치료는 이 병을 크게 개선시키므로 꾸준히 실시한다. 동시에 폐심병의 원인이 되는 병에 대해서는 부위별 꽈샤 요법을 적극적으로 실시해야 한다.

② 평소에 감기 예방에 주의한다.

심율 이상 (부정맥)

　심장 수축의 빈도수, 즉 심장의 리듬 있는 박동에 이상이 생기는 현상을 통틀어 심율 이상이라고 한다.
　현대 의학에서는 부정맥이라고도 하는 이 병은 여러 가지 기질성 질병이나 아니면 단순한 기능 장애를 일으킨다.
　예를 들면 자율 신경 기능 장애, 가슴이 두근거리거나 당황하고 불안하고 답답하고 긴장되는 느낌을 느낄 수 있다.
　중의학에서는 경계(驚悸), 정충(怔忡)의 범위에 속하며 심장이 놀라거나, 오랜 병으로 혈이 부족하거나, 담열이 막히거나, 담화(痰火)가 심신을 괴롭힐 때, 마비 증세를 오래 앓고 있을 때, 심맥이 막혔을 때, 기체(氣滯) 어혈 등으로 생기는 것으로 본다.

● 꽈샤 치료 부위와 방법

궐음유, 심유, 비유를 긁는다.
단중, 거궐을 뜯거나 긁는다.
내관, 신문, 족삼리를 긁거나 문지른다.

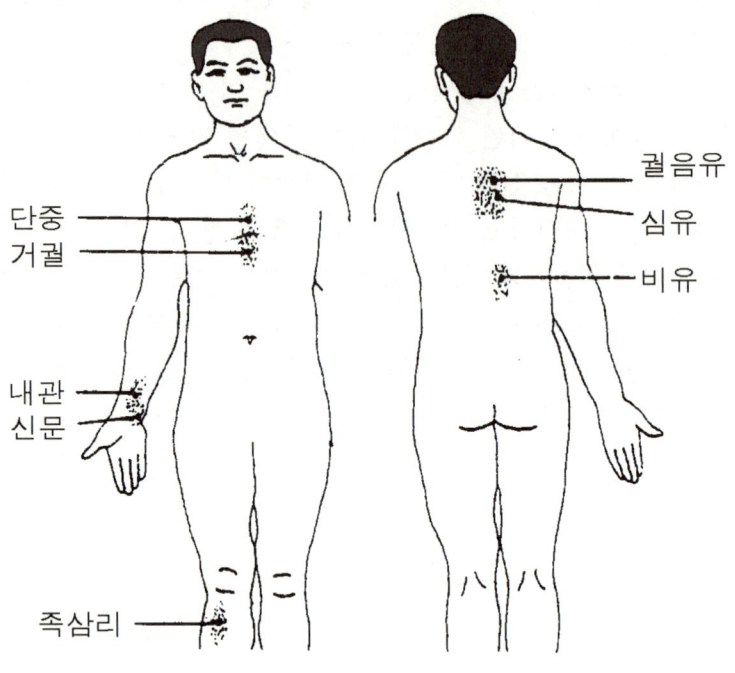

● 주의 사항

① 꽈샤 요법은 이 병에 대해 증상을 억제시킬 뿐만 아니라 치료에 확실한 효과가 있다. 그러나 병세가 중하면 다른 치료 방법을 병행한다.

혈전 폐색성 맥관염

　맥관염 주위 혈관의 만성 폐색성으로 인한 염증 질환을 말한다. 주로 사지의 중소 동맥과 정맥에 발생하는데, 주요 증세로는, 앓고 있는 팔다리에 피가 부족하거나 통증이 있고 사지 끝 부분이 차가와지고 마비되고, 피부가 창백해지거나 자색이 되고 가끔씩 다리를 절고 다리쪽으로 내려가는 동맥 박동이 약해지고 다리 뒤쪽에 부정맥이 생기기도 한다.
　말기에는 신체 끝 부분이 검게 변하거나 피부가 죽거나 진무르거나 떨어져나간다. 병인은 아직 불투명한데, 자가 면역 결핍, 추위를 받거나 습기, 창상과 관계가 있다고 본다.
　중의학에서 보면, 비증(痺症), 탈저(脫疽) 범위에 속하며 간신 부족, 혈맥 안에 한습의 침입을 받거나, 기혈 운행 부진, 외사 침입으로 독이 생겨 악성 종기가 되거나 오랜 질병으로 기혈이 허약해져서 발병하는 것이다.

● 꽈샤 치료 부위와 방법

격유, 곡지, 단중, 관원을 긁거나 뜯는다.
위중, 태충, 양릉천, 승산, 혈해, 족삼리를 긁거나 문지른다.

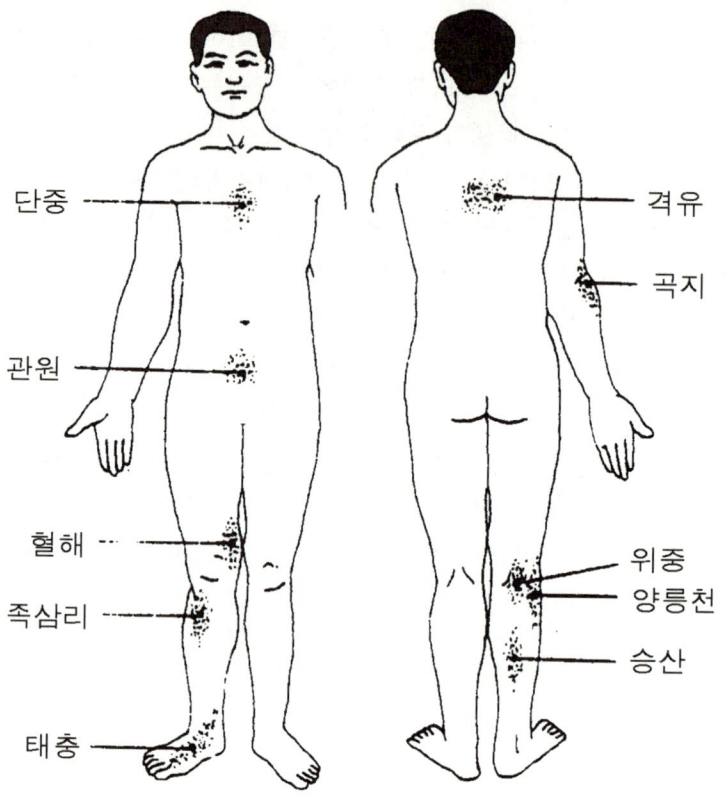

● 주의 사항

① 환부 보온에 힘쓰고 피로해지지 않도록 한다. 그리고 환부가 이미 짓무른 상태라면 환부의 부분적인 꽈샤 치료는 적합하지가 않다.

빈혈

혈액의 적혈구 수나 헤모글로빈 양이 정상보다 낮은 것이 빈혈이다. 증세로는 안면이 창백해지고, 호흡이 가빠지고, 심장박동이 늘어나고, 쉽게 피로해지고 무기력해지며, 설사, 폐경, 성욕 감퇴 등이 있다.

빈혈의 원인은 다음의 3가지를 들 수 있다.

① 조혈 불량성 빈혈, 철 결핍성 빈혈, 재생 장애성 빈혈, 거유(巨幼) 세포성 빈혈
② 용혈성 빈혈, 비장 기능 항진
③ 급만성 실혈(失血)

이 중 철 결핍성 빈혈이 가장 많다.

중의학에서 보면, 혈허(血虛) 범위에 속하며 선천적으로 부족해서도 생기고 비위가 허약해지거나 오래된 병이 낫지 않아서 음(陰)이 상할 때 어혈로 락(絡)이 막히거나 과다하게 피를 잃어서 생길 수 있다.

● 꽈샤 치료 부위와 방법

고황, 폐유를 긁는다.
기해, 족삼리, 삼음교, 용천을 뜯거나 긁거나 문지른다.

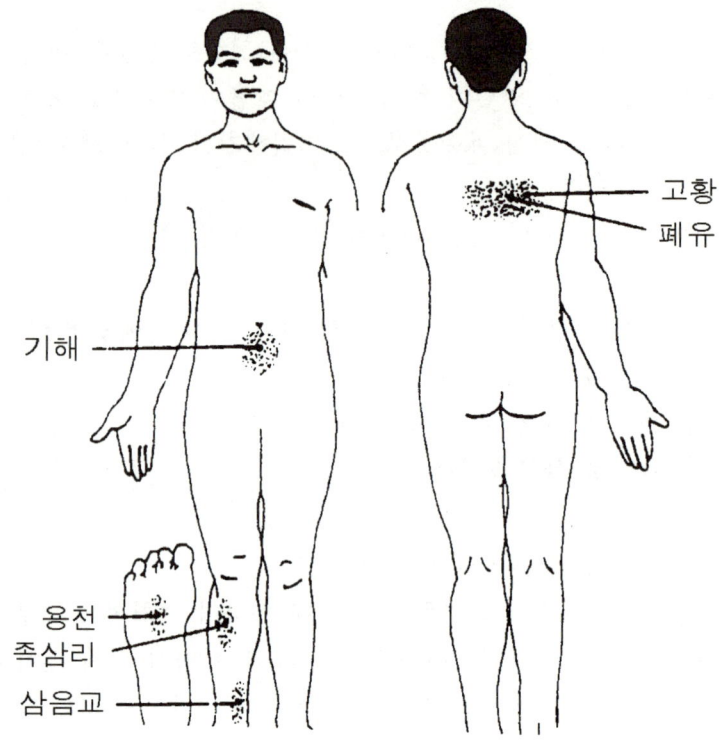

● 주의 사항

① 빈혈을 일으키는 원인은 아주 많다. 그러므로 꽈샤 치료와 동시에 원인 치료를 해야 한다.

② 음식을 골고루 섭취하여 조혈 작용에 좋은 영양 성분을 증가시킨다.

백혈구 감소증

이 병은 백혈구 수가 1밀리리터당 4천 마리 이하로 낮아지는 것을 말하는데 그 원인은 항암제나 해열 진통제, 항생 물질에 접촉하거나 감염성 질병 바이러스 감염, 계통성 홍반, 낭창, 비장 기능 항진, 악성 종양의 전이, 재생 불량성 빈혈 등과도 관계가 있으며 유전적 원인도 밀접한 관계가 있다.

주요 증상으로는 발병이 매우 빠르고, 추위를 몹시 타며, 열이 나고, 전신이 편안하지 않고 땀이 난다. 또, 식욕이 떨어지며 감기, 폐렴, 비뇨기 계통 감염 등의 질병에 자주 걸린다. 더구나 한 번 병에 걸리면 완치가 힘들다.

중의학에서 보면, 의허증(虛症) 범위에 속하며 비위가 허약해져 기혈이 화합치 못하고 원기가 부족해서 생긴다.

● 꽈샤 치료 부위와 방법

백로, 대추, 격유, 비유를 긁는다.
기해, 관원을 뜯거나 긁는다.
족삼리를 긁거나 점안한다.

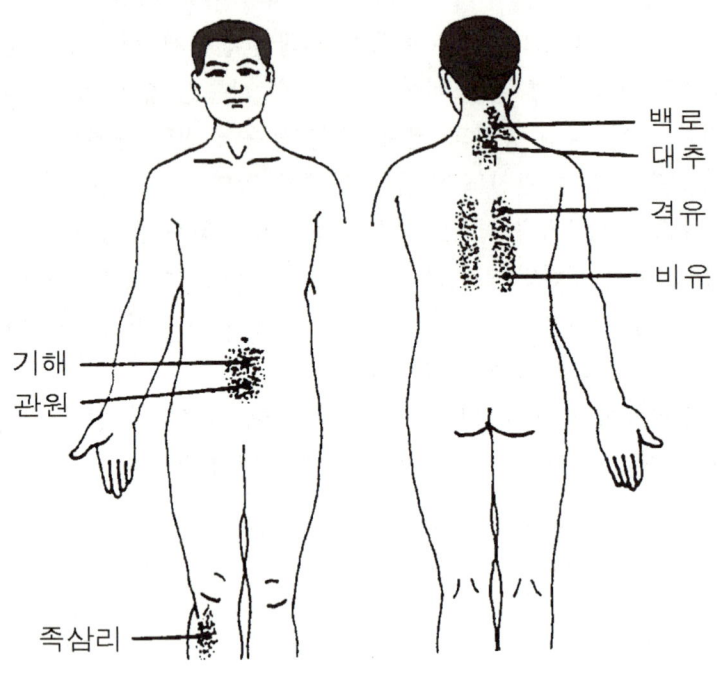

● 주의 사항

① 백혈구 감소증은 꽈샤 치료도 중요하지만 동시에 원래 있는 병의 치료에 힘써 병인을 제거해야 한다.

② 원인 불명인 백혈구 감소증에는 비타민이나 각종 영양을 보충하는 방법을 같이 해야 한다.

만성 신염

　면역 결핍, 염증성 질병 등 병인이 다양하고 병세가 복잡하다. 발병이 완만하고 경과가 길며 경중에 따라 증세의 차이가 있다.
　초기에는 소량의 단백뇨가 보이거나 현미경으로 봐야 보이는 혈뇨를 보이다가, 그 후 수종, 고혈압, 단백뇨가 나오고 나중에는 빈혈, 중증 고혈압, 만성 신기능 부전 혹은 신장 쇠약 등의 증상이 나타남과 동시에 요통을 일으키고 소변이 적어지며 무기력감을 느낀다.
　중의학으로는, 수종(水腫), 허로(虛勞), 요통(腰痛) 범위에 속하고 병인은 폐·비·신, 세 장기에 있고 외사(外邪)가 침입하여 비위를 상해 체내의 수액 대사 및 기화 작용 실조(失調)로 생긴다.

● 괄샤 치료 부위와 방법

간유, 비유, 명문, 삼초유, 황문, 신유를 긁는다.
중완, 수분, 중급을 뜯거나 문지른다.
음릉천, 삼음교, 복류, 태계를 긁거나 문지른다.

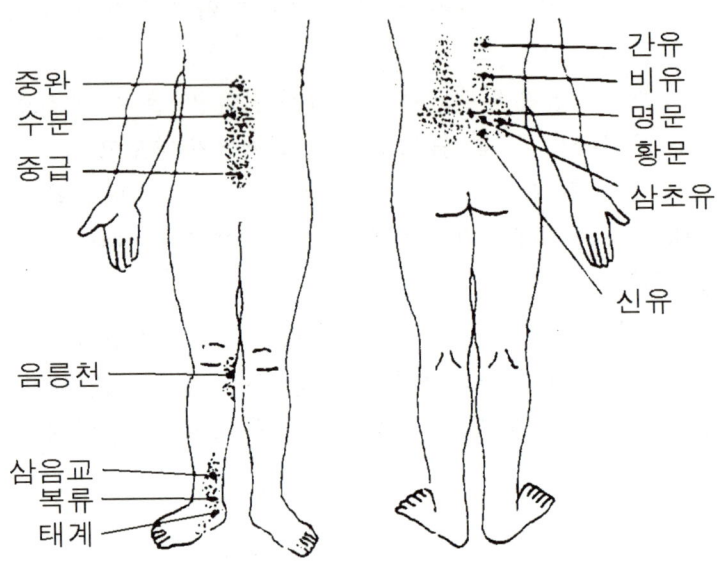

● 주의 사항

① 이 병은 병의 경과가 길기 때문에 괄샤 치료를 2~3개월 이상 계속해야 한다.

② 수종을 동반하는 환자는 소금이 적게 든 음식을 먹고 날씨 변화에 주의하여 외사(外邪)에 감염되어 병세가 악화되는 것을 피한다.

비뇨 계통 감염

신우신염, 방광염, 요도염을 통틀어 말한다.

이 병은 여성에게 많이 발생하며 특히 신혼인 여성에게 비교적 많다.

주요 증상은 빈뇨증, 소변을 참을 수가 없거나 허리가 시큰거리며 아프다. 또, 열이 있거나, 전신이 찌뿌드드하거나, 하복부가 붓거나 쥐어짜듯이 아프거나 밑으로 처지는 듯한 증세가 나타나는데, 주로 대장균, 연쇄상 구균, 포도상 구균이 요도, 방광, 수뇨관 신우 등을 감염시켜 염증으로 발전하는 것이다.

중의학에서는 이 병을 임증(淋症) 범위로 간주하는데, 습열의 사기(邪氣)가 하초를 막아서 방광의 기능이 실조(失調)되어 발생하는 것으로 본다.

● 꽈샤 치료 부위와 방법

신유, 차료, 방광유를 긁는다.
수도, 중급을 뜯거나 문지른다.
삼음교를 긁거나 점안한다.

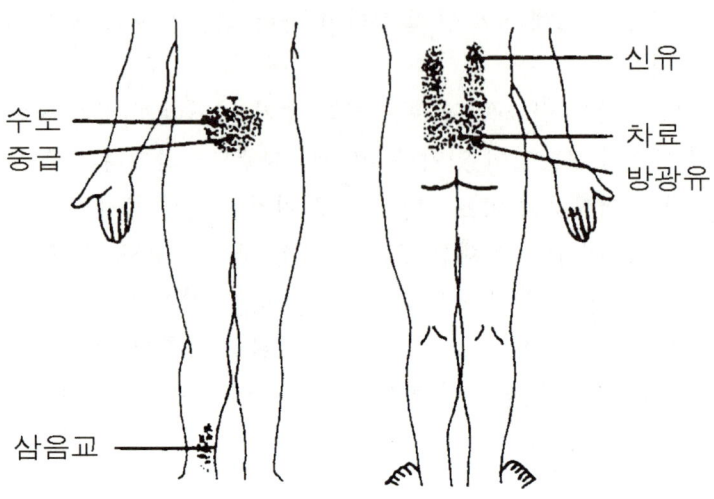

● 주의 사항

① 꽈샤 치료는 이 병의 증세를 크게 개선시킬 수 있다. 그러나 만성인 경우에는 종합 치료를 해야 한다.
② 물을 많이 마시고 충분한 휴식을 취한다.
③ 병의 악화를 막기 위해서는, 위중할 때는 부부 관계를 금하고 외음부를 청결하게 한다.

비뇨 계통 결석

　신장 결석, 수뇨관 결석, 방광 결석을 통틀어 가리킨다.
　신장 결석은 주로 요액 중의 콜로이드 물질, 결정 물질 등의 실조(失調), 염분류의 대사 문란으로 발생한다. 또, 오줌이 나오는 길이 막히거나 이물질 감염 등이 결석 형성을 촉진시킬 수 있다.
　수뇨관 결석과 방광 결석은 신장 결석이 이동하여 지역성 질병으로 옮겨가는 것이며 연발성이다.
　주요 증상으로는 혈뇨, 극렬한 등허리 통증, 하복부의 꼬이는 듯한 통증, 안절부절 못 하고 얼굴색이 창백하고 땀을 흘리며 오심, 구토 증세가 있고 배뇨시 배뇨가 돌연 중단되어 극렬한 통증과 요폐 증세가 있다.
　중의학에서는 석림(石淋) 범위에 속하며 간·비·신과 밀접한 관계가 있고 비·신의 기능 실조(失調)로 하초가 허약하여 발생하는 것으로 본다.

● 꽈샤 치료 부위와 방법

간유, 비유, 신유, 방광유, 지실, 경문을 긁는다.
중급, 태충을 뜯거나 긁는다.
음릉천, 족삼리, 삼음교를 긁거나 점안한다.

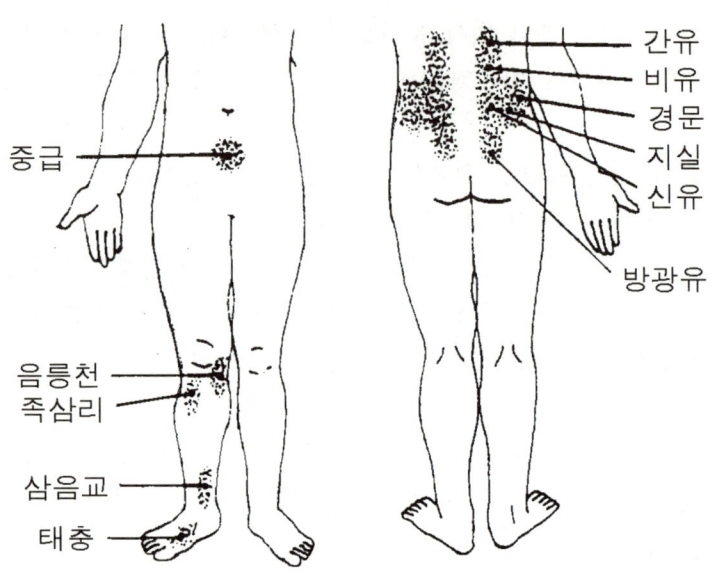

● 주의 사항

① 꽈샤 치료는 결석을 배출하거나 통증을 멈추는데 확실한 효과가 있다. 그러나 결석의 직경이 1센티미터 이상이면 배출하기 곤란하므로 병원으로 가야 한다.

전립선염

전립선염은 남성 생식기 질환 중 가장 자주 볼 수 있는 질병이다. 일종의 감염으로 인해 생기는 비뇨 생식 계통 염증으로 고환염, 정남염, 요도염과 같이 발병하기도 한다.

급성 전립선염은 급성으로 요도에 감염이 생긴 것이고 발열, 요빈, 요통, 허리가 시큰거리거나 붓는 증세가 있고 만성 전립선염은 대부분 발병 원인이 불투명하다.

배뇨 후 요도 불쾌감이 있고 배뇨가 끝날 때 백색 점액이 나오고 요빈, 잔뇨감, 회음부가 붓거나 요도구에서 백색 분비물이 나오고 임포텐츠, 조루, 유정 등의 증세를 동반하고 오래되면 전립선 비대를 초래한다.

중의학에서 보면, 임촉(淋濁) 방광설에 속하며 부절제한 부부생활, 사정을 참거나 수음 습관, 신양이 훼손되거나 술을 좋아하거나 기름지고 단 음식을 과식하여 비장이 허해지고 습열이 몸 안에 막혀 부패하여 발생한 것이다.

● 꽈샤 치료 부위와 방법

신유, 방광유, 음릉천, 삼음교, 태계를 긁는다.
기해, 중급을 뜯거나 긁는다.

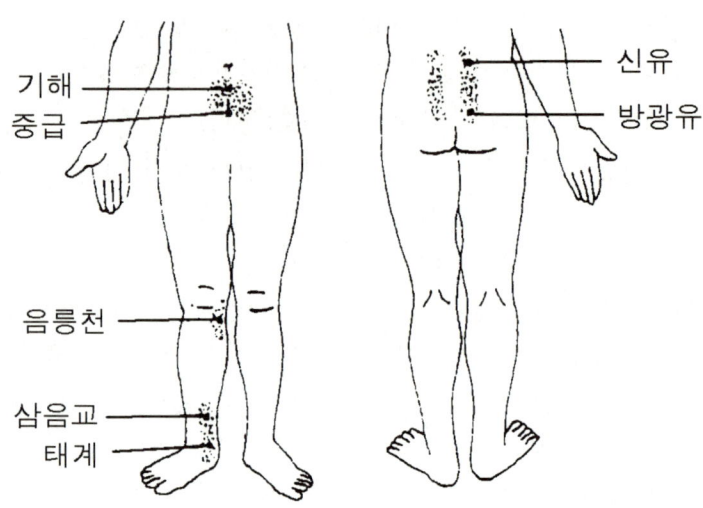

● 주의 사항

① 평소에 위생, 청결에 주의하고 술과 자극적인 음식을 절제한다.

② 꽈샤 요법은 보조 치료 수단으로 사용하고 부부 생활을 절제한다.

양위 (임포텐츠)

　임포텐츠는 성인 남자가 음경이 발기할 수 없거나, 또는 발기 부족으로 정상적인 부부 생활을 할 수 없는 병이다. 일부는 생식기 기형이나 생식기 손상 및 고환 질병 때문에 생긴다.
　그러나 대부분은 신경성, 정신·심리적인 요소, 좋지 않은 취미, 질병 등으로 발병되는데 신경 쇠약, 수음, 과도한 부부 생활, 생식선 기능 부전, 당뇨병, 음주, 흡연, 만성 허약성 질병과 약물 복용에서도 온다.
　중의학에서는 성욕이 과도하거나 신기(腎氣)의 소모로 명문(命門)의 화(火)가 쇠하거나, 과도한 염려나 공포, 혹은 습열이 침범하여 발병하는 병으로 본다.

● 꽈샤 치료 부위와 방법

명문, 신유, 차료를 긁는다.
관원, 중급을 뜯거나 긁는다.
음릉천, 족삼리, 태계를 긁거나 문지른다.

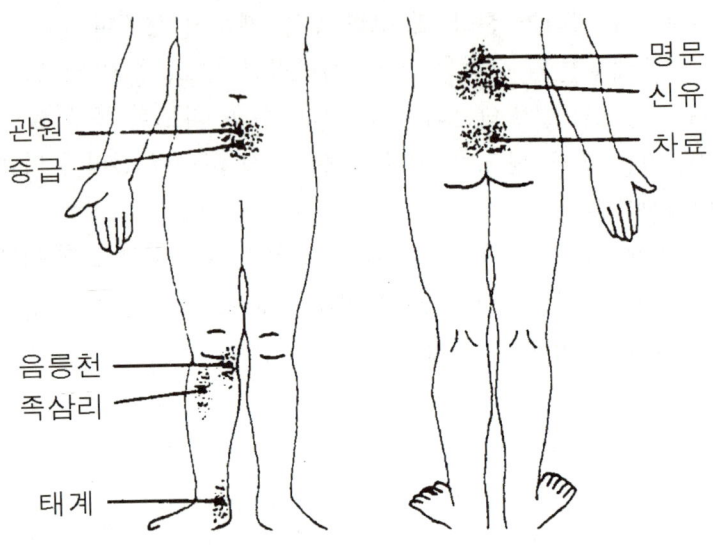

● 주의 사항

① 이 병은 꽈샤 요법과 동시에 심리 치료를 해야 한다.
② 긴장을 풀고 편안함과 정신 안정을 취하고 운동을 함으로써 자신감을 얻는다.
③ 금연 금주를 하고, 수음처럼 좋지 않은 습관은 버린다.

유 정

　유정은 성년 남성에게 자주 보이는 증상으로, 특별한 자극없이 자연스러운 상태에서도 사정하는 현상을 말한다. 꿈을 꾸면서 발생하는 유정은 몽정이라 한다.

　미혼 남성 중 80~90퍼센트가 유정 현상을 경험한다. 일주일에 한 번을 넘지 않는 현상은 정상에 속하지만 일주일에 몇 번씩 또는 매일 하는 유정은 병리에 속한다.

　유정은 대부분 신경 쇠약, 심장과 비장이 오랫동안 상했을 때, 관계가 빈번하거나 신장이 작용을 하지 못했을 때 생긴다. 그외에도 전립선염이나 정남염 등의 병증이 원인이 되기도 한다.

　주요 증상은 피곤하고 무기력감을 느끼고, 허리가 저리고, 꿈을 많이 꾸고, 밤에 잘 때만 땀을 흘리고, 번열증이나 귀울림을 수반한다.

　중의학에서는 음이 허해 화(火)가 성하고 신장이 허하고 심장과 비장이 상하고 습열(濕熱)이 아래로 몰려서 생긴다고 본다.

● 꽈샤 치료 부위와 방법

심유, 명문, 지실, 신유, 차료를 긁는다.
관원, 족삼리, 삼음교, 태계를 긁는다.

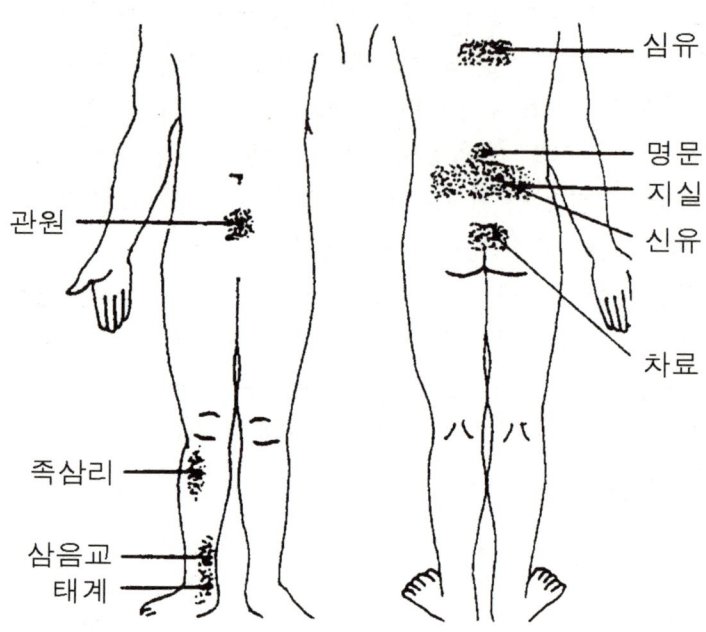

● 주의 사항

① 잡념을 버리고 마음을 편히 가지고 긴장과 과로를 피한다.
② 운동으로 신체를 단련하고 절제있는 생활을 해야 한다.

조루증

조루는 관계를 시작해서, 발기한 음경이 음도에 진입하기 전이나 막 들어갔을 때 바로 사정하여 음경이 수축해버려 관계를 가질 수 없는 경우를 말한다.

주요 발생 원인은 정신적 요소와 긴장하고 두려워하는 마음이다. 또한 소년기의 빈번한 수음, 과도한 관계, 정신적 피로, 긴장, 상대방의 비협조적 표현 등도 원인이 된다.

● 꽈샤 치료 부위와 방법

심유, 신유, 지실을 긁는다.
관원, 대혁, 신문과 회음부를 뜯는다.
삼음교를 긁거나 점안한다.

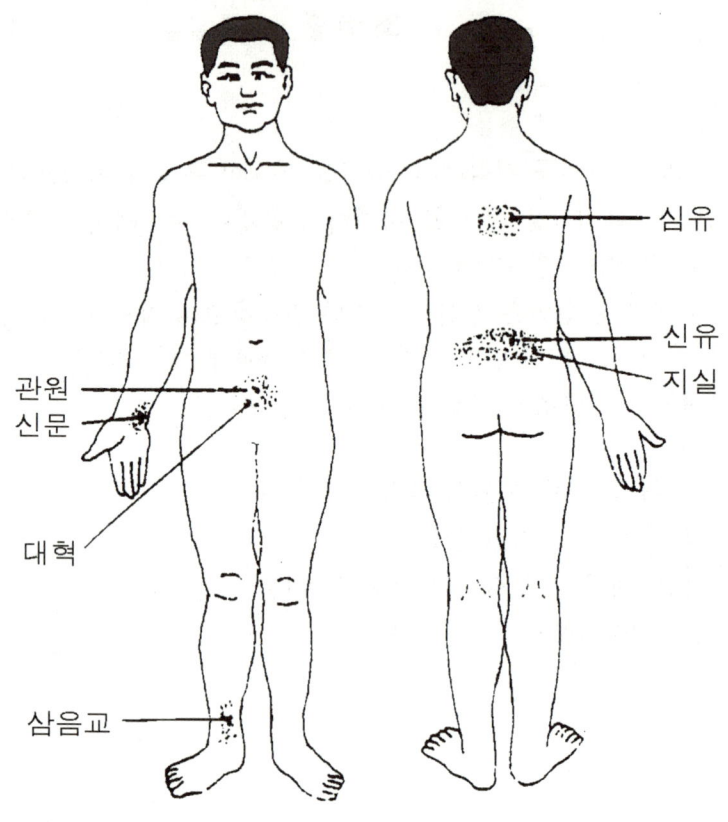

● 주의 사항

① 이 병은 꽈샤 치료를 하는 것도 좋지만 정신적 안정과 심리 치료를 겸하는 것이 좋다.

② 과로를 피하고 편안한 마음으로 충분한 휴식을 취한다.

③ 평소에 꾸준히 적당한 운동을 하고 약물 복용은 금물이다.

갑상선 기능 항진증

갑상선체 계열이 갑상선 호르몬을 과다하게 분비하여 생기는 병으로, 중년 여성의 발병률이 높다.

주요 증상은 목의 갑상선 부위가 눈으로 볼 수 있을 만큼 천천히 부어오르고, 조급해지고 쉽게 화를 내고, 심장이 두근거리고 박동이 빠르고, 잠을 못 자고, 열을 싫어하고 땀이 많이 난다. 화기가 위로 올라와 얼굴이 붉고, 쉽게 배가 부르며, 몸이 여위고, 목과 입이 마르고, 일부 환자는 눈이 튀어나오는 증상이 생기기도 한다.

중의학에서는 역병(驛病)이라 하는데 병인은 신음(腎陰) 허약, 피로, 권태, 심리적인 관계가 있으며 그 중에 특히 감정적 요인이 발생에 비교적 큰 영향을 준다.

● 꽈샤 치료 부위와 방법

풍지, 풍문, 신유, 방광경(풍문에서 신유까지 두 줄)을 긁는다.

인영, 천돌을 뜯는다.

내관, 신문, 수삼리, 태충, 음릉천, 삼음교를 긁거나 뜯거나 문지른다.

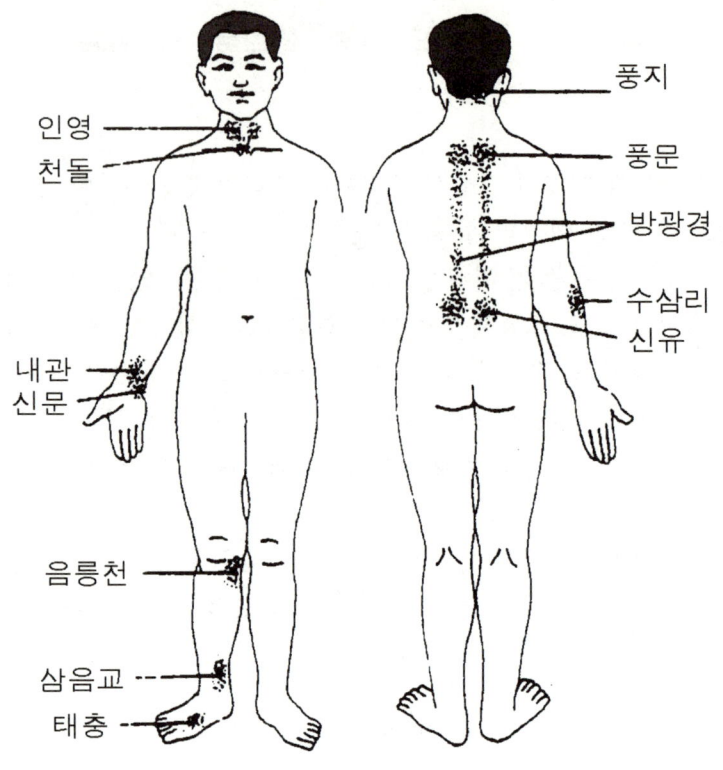

● 주의 사항

① 정신적 요소가 병의 발생과 발전에 큰 영향을 주므로 정신 자극을 피하고 낙관적인 마음을 편하게 유지한다.

② 심장이 1분에 100회 이상 뛰는 사람은 종일 집에서 휴식을 취해야 한다.

당뇨병

  당질의 대사 작용이 문란하여 생기는 만성 내분비 질환이다.
  초기에는 증상이 없으나 병이 점점 발전하면 소변량이 많아져 물을 많이 마시고, 많이 먹어도 마르는 증상과, 공복시 혈당이 정상치보다 높고 요당이 양성 반응을 보인다.
  병이 중해지면 신경 쇠약과 폐결핵, 고혈압, 급성 간염을 유발시키고 신장이나 망막같이 미세한 혈관에 장애가 생긴다.
  중의학에서는 소갈(消渴)이라고 하며 오지(五志 : 喜, 怒, 思, 悲, 恐) 감정이 과도하고, 달고 맵고 기름진 음식과 술을 좋아하고, 마음내키는 대로 하는 등이 원인이 된다고 본다.
  이 병은 폐, 비장, 신장, 삼초(三焦)에 악영향을 미친다.

● 꽈샤 치료 부위와 방법

폐유, 이유, 명문, 삼초유, 신유를 긁는다.
양지, 중완, 관원을 뜯거나 긁는다.
족삼리, 삼음교, 수천을 긁거나 문지른다.

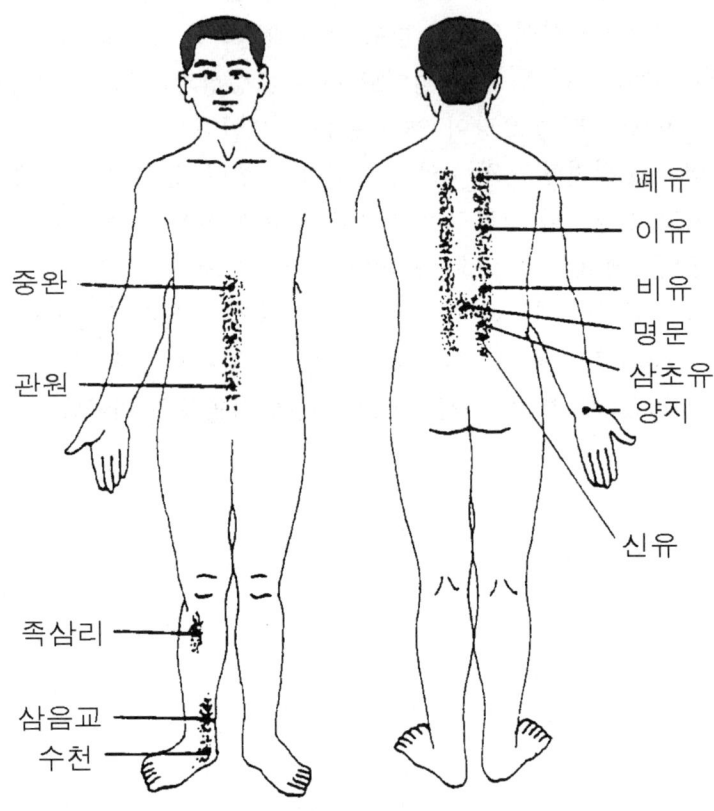

● 주의 사항
① 환자는 음식을 엄격히 조절하고 운동 요법을 병행한다.

비 만

　인체의 키와 몸무게는 일정한 비례가 있다. 정상인의 체중은 키에서 105(여성은 110)를 뺀 것이다. 그런데 지방이 증가하고 체중이 무거워서 표준 체중의 20%를 넘으면 비만증에 속한다.
　이 병은 40~50세 여성의 발생율이 높다. 체중이 과다하여 조금만 활동을 해도 힘이 들고 숨을 헐떡이며 움직임이 적어지고 잠을 좋아한다.
　비만증은 동맥경화, 당뇨병, 담석증, 지방간 등을 유발시키고 건강과 장수에 큰 영향을 준다.
　중의학에서는 비장과 신장의 양기가 허하고 담습(痰濕) 때문에 생기는 것으로 본다.

● 꽈샤 치료 부위와 방법

비유, 위유, 신유를 긁는다.
중완에서부터 관원까지 한 줄로 뜯거나 긁는다.
풍륭, 열결, 양구, 삼음교를 긁는다.

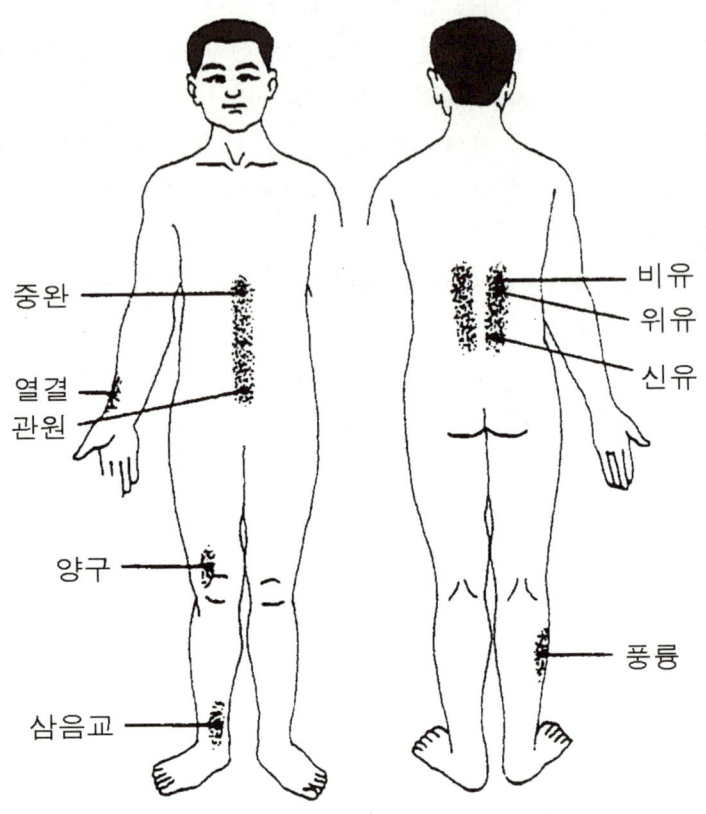

● 주의 사항

① 이 병은 꽈샤 치료로 비교적 좋은 효과를 거둘 수 있다.
② 음식 절제와 겸할 수 있다면 다시 체력을 되찾게 되고 일정한 운동은 더 큰 효과를 가져온다.

두 통

1. 외부의 사기(邪氣)에 감염되어 느끼는 두통
- 풍한(風寒)으로 인한 두통 : 통증이 등으로 이어지고 바람과 냉기를 두려워한다.
- 서습(暑濕)으로 인한 두통 : 머리가 터질 듯이 아프다. 얼굴과 눈이 붓고 소변색이 노란색이고 변비가 생긴다.

2. 내상 두통
- 간양이 너무 상승해서 생기는 두통 : 머리가 아프면 어지럽고 조급해지며 쉽게 화를 내며 불면증, 식욕 부진이 온다.
- 담으로 인한 두통 : 머리가 터질 듯하며 침이 많고 구역질이 생긴다.
- 혈액이 부족해서 생기는 두통 : 어지럽고 피곤하고 무력감과 얼굴색이 상기되어 있고 호흡이 짧다.
- 신장이 허해서 생기는 두통 : 머릿속이 빈 것 같이 아프고 귀울림 현상이 있고 허리가 아프고 유정, 대하가 있다.
- 어혈 두통 : 아픈 곳이 고정되어 있으며 콕콕 찌르는 듯한 통증이다.

● 꽈샤 치료 부위와 방법

백회, 완골, 풍지, 천주, 견정, 풍문과 후두부를 긁는다.
곡지, 외관, 합곡, 열결, 풍륭, 혈해, 음릉천을 뜯거나 긁는다.
두유, 태양, 기해, 족삼리, 삼음교, 태충, 행간을 뜯거나 긁는다.

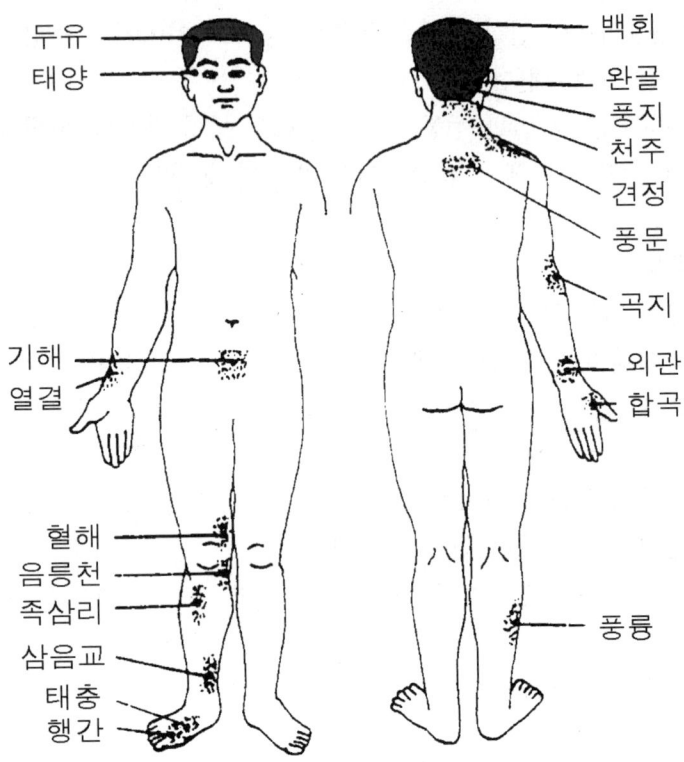

● 주의 사항

① 꽈샤 치료는 두통에 비교적 좋은 효과가 있다.
② 그러나 원인이 복잡한 두통은 뇌에 병변이 있는 것이므로 검사로 병인을 밝혀야 한다.

편두통

　이마, 관자놀이, 눈 주위에 국한되어 반복적으로 생기는 두통이다. 통증은 극렬하고 뚫는 것 같고 터질 것 같고 몇 시간씩 반복되다가 사라진다.
　발병 전에 자꾸만 자고 싶고 시력이 좋지 않고 빛을 싫어하고 신체 감각 이상 등의 전조 증상이 생긴다.
　또, 구역질과 복부 팽창, 설사, 땀이 많고 심박수가 빨라지는 등의 증상을 동반한다.
　병인은 매우 많은데 특히 피로, 긴장, 마음 졸이고 급하며 불면, 월경 등과 관계가 있다.
　현대 의학에서는 머릿속의 혈관 수축 기능과 관계가 있고 체내의 호르몬 변화 요소가 발병 원인이 된다고 본다.
　중의학에서는, 두통(頭痛)에 속하며 병인은 간 기능 실조(失調)와 간의 양이 위로 올라가 어지럽혀서 생긴다고 한다.

● 꽈샤 치료 부위와 방법

풍지, 우풍, 두유, 율골, 태양을 뜯거나 문지르거나 긁는다. 합곡, 열결, 양릉천, 풍륭, 혈해, 족임읍을 긁는다.

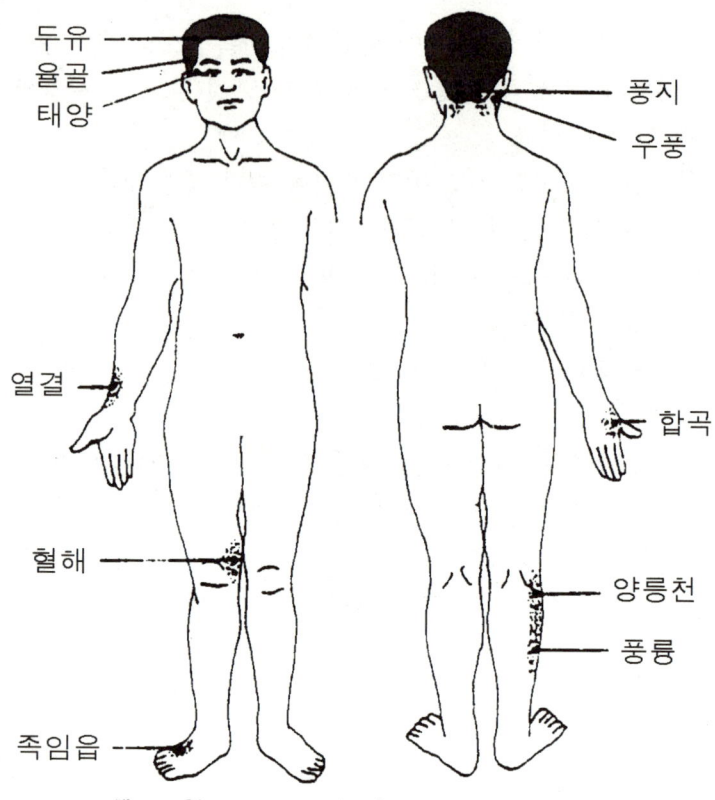

● 주의 사항

① 충분한 수면을 취하고 긴장을 푼다.
② 발병 후보다 발병 전에 꽈샤 치료를 하는 것이 효과적이다.
③ 일부 여성의 편두통은 생리와 관계가 있으므로 생리 전에 꽈샤 치료를 해야 한다.

삼차신경통

눈끝과 턱 주위의 삼차신경 분포구역 내에 출현하는 짧고 순간적인 극렬한 통증인데, 원발성과 속발성이 있다.

- 원발성 : 발작 시간이 짧고 하루에 몇 번에서 몇 십 번까지 반복해서 발생하지만 감각 장애나 운동 장애는 없다.
- 속발성 : 발작 시간이 길고 얼굴 피부 감각 장애가 있고 삼차신경염이나 귀에 병이 있거나 치아에 병이 있을 때에도 발생한다.

중의에서는 이 병을 밖으로부터 풍사, 한사에 감염되어 경맥이 막히고 머리와 얼굴의 기혈이 잘 소통되지 않아서 생긴다고 본다.

● 꽈샤 치료 부위와 방법

삼차신경통 제1지통 : 양백, 찬죽, 태양, 협차, 열결을 뜯거나 긁는다.
삼차신경통 제2지통 : 사백, 거료, 합곡을 뜯거나 긁는다.
삼차신경통 제3지통 : 하관, 협차, 승장, 대영, 합곡, 협계를 뜯거나 긁거나 문지른다.

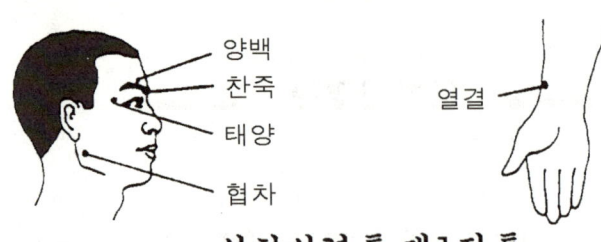

삼차신경통 제1지통

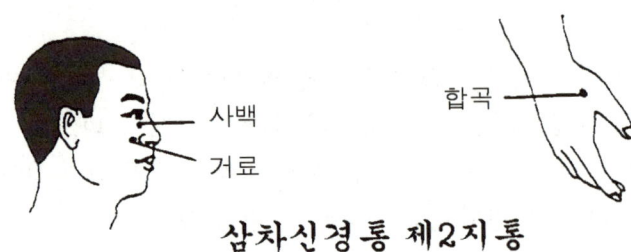

삼차신경통 제2지통

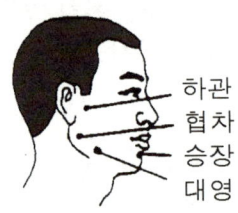 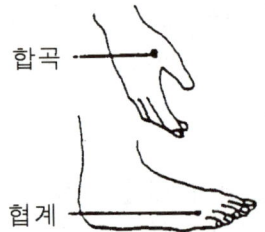

삼차신경통 제3지통

● 주의 사항
① 비교적 장기간의 치료를 해야 한다.
② 되도록 통증을 유발시키는 요소를 피해야 한다.

안면신경마비

• 말초성 신경마비 :

급성 화농성 안면신경마비염으로 발병하며, 초기에는 귀뒤쪽 통증이 있다가 차츰 얼굴 표정 근육 한 쪽이 마비되고 이마에 주름도 없어진다.

나중에는 눈을 완전히 감을 수 없고 눈물이 계속 흐르며 입은 삐뚤어진다. 발음이 잘 안 되고 볼을 부풀리기가 곤란하며 물을 마실 때도 입술 끝으로 새어 흐른다.

• 중후신경마비 :

뇌혈관 질병 또는 뇌종양으로 발병하며 증상은 한 쪽 얼굴 밑부분의 근육마비만 보인다. 그러나 나중에는 반신불수가 온다.

중의학에서는 풍이 경맥을 침범하여 경락의 기가 막혀 발생하는 병으로 본다.

● 꽈샤 치료 부위와 방법

풍지, 양백, 사백, 지창, 협차, 유풍을 뜯거나 긁는다.
합곡, 내정을 긁거나 문지른다.

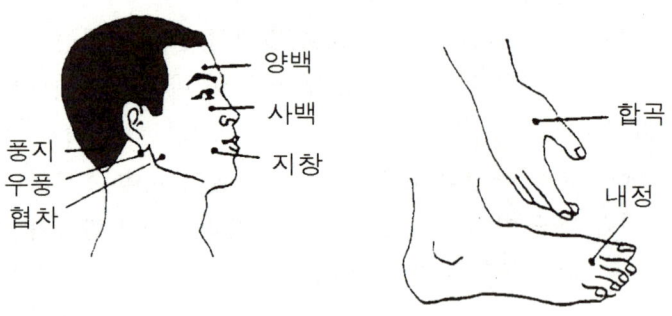

● 주의 사항

① 이 병은 초기에는 꽈샤 치료를 너무 지나치게 하지 말아야 한다.

② 온습포 등 다른 방법을 같이 하고 바람과 한기를 피한다.

얼굴 근육 경련

　얼굴 근육 경련은 한 쪽 얼굴 근육이 통증없이 순간적이며 불규칙적으로 떨리는 현상이다.
　초기에는 간헐적으로 경련이 일어나지만 점점 얼굴의 다른 부위 근육으로 발전하게 되고 심하면 한 쪽 얼굴과 입술 끝 부분까지 떨린다. 남성보다도 중년 이상의 여성에게 비교적 많이 보인다.
　이 병은 중의학에서는 안면추축(顔面抽畜)이라고 하며 대부분 간풍(肝風)이 안쪽으로 치우치거나, 풍담(風痰)이 경맥을 막아 발병한다고 본다.

● 꽈샤 치료 부위와 방법
찬죽, 사백, 지창, 협차, 우풍을 긁거나 점안한다.
합곡을 집기로 꽈샤한다.

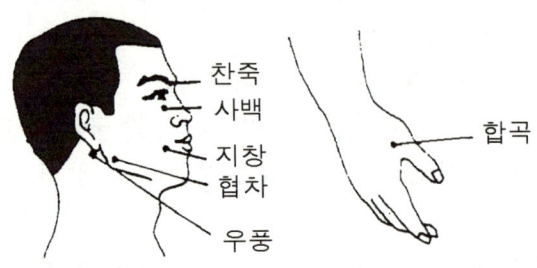

● 주의 사항
① 침구, 안마 등의 물리 치료를 겸한다.

늑간신경통

  늑간신경통은 하나 또는 여러 개의 갈비뼈 중간 부위에 이어진 신경 분포 구역에 발생하는 일반적인 통증인데 동시에 피부의 감각 과민과 압통점이 있다.
  동기와 원인은 대개 인접한 기관 조직이 감염됐거나 외상 또는 이물질이 압박을 가하는 것과 관계가 있다. 그밖에도 골수 밖의 종양과 대상포진(帶狀疱疹) 역시 병의 원인이 된다.
  이 병은 중의학의 협통(脇痛)의 범주에 속하며 병인은 외부의 사기가 침범하여 간기(肝氣)가 울혈되며 간과 담이 습열(濕熱)해져서 기운이 실조되고 기혈이 막혀서 생긴다고 본다.

● 괄샤 치료 부위와 방법

대저, 격유, 담유, 곡지, 지구를 긁는다.
신장, 천계, 단중, 기문, 앞가슴을 긁는다.
장문을 뜯는다.
양릉천, 태충, 음릉천, 행간을 긁거나 점안한다.

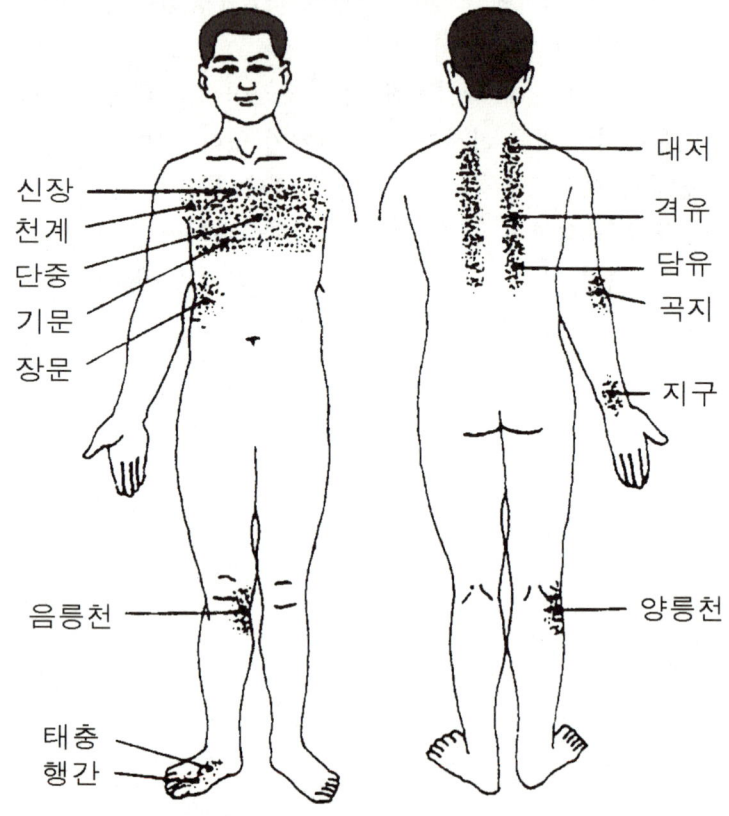

● 주의 사항

① 괄샤 치료는 이 병의 치료와 동시에 병을 일으킨 원래의 병을 찾아 적극적으로 치료해야 한다.

다발성 주위신경염

  몸의 끝부분 감각 신경에 대칭으로 오는 장애로서 말초신경염이라고도 한다. 주로 전신성 감염이나 영양 결핍, 대사 장애 등의 원인 때문에 생긴다.
  주요 증상으로는 사지 끝부분 마비와 찌르는 듯한 아픔, 감각이 둔해지고 팔다리 근육이 위축되거나 손발이 아래로 축 늘어지는 등의 운동 장애가 나타난다.
  이 병은 중의학의 위증(危症) 범위에 속하고 병인은 장부가 허해지거나 손상을 입었을 때 풍, 한, 습의 사기가 침범하여 락맥이 막혀 발병한다.

● 꽈샤 치료 부위와 방법
  견우, 곡지, 외관, 양지를 긁는다.
  팔사, 팔풍을 뜯거나 집는다.
  비관, 양구, 족삼리, 해계를 긁거나 점안한다.

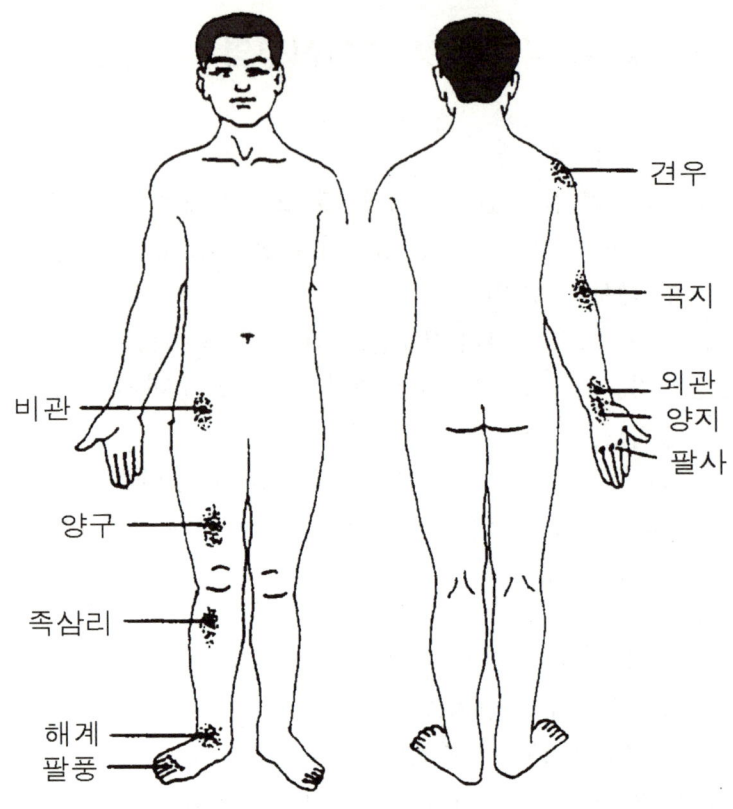

● 주의 사항

① 꽈샤 치료시 처음부터 말초신경염을 치료하려고 하는 것보다는, 병인 치료에 중점을 두고, 회복기에 들어서 본격 치료를 하도록 한다.

② 물리 치료를 병행하고 음식 영양에 주의한다.

신경쇠약

이 병은 정신 노동을 많이 하는 청·장년에게서 많이 볼 수 있는 신경관능증의 만성 질병이다.

증세로는 불면, 다몽, 두통, 어지럼증, 기억력 감퇴, 주의력 산만, 자기 억제 능력 감소, 쉽게 흥분함과 동시에 숨이 헐떡거리는 등의 증세를 동반한다.

또 쉽게 땀이 나고 식욕 부진, 마음이 위축되거나 성격이 급해지거나 정서 불안, 전신이 괴롭다고 호소한다. 일부 환자에게는 임포텐츠, 유정, 생리 불순 등의 증세가 나타날 수 있다.

과도한 정신 긴장, 과도한 사고, 불규칙적인 생활로 대뇌 피질 흥분 과정이 증가하고 동시에 억제 과정 감소로 유발되는 질병이다.

중의학에서 보면, 불면, 심계(心悸 : 진정할 수 없을 만큼 가슴이 벌렁벌렁 뛰는 증세), 건망(健忘)에 속하며 주요 원인은 사려(思慮)가 지나쳐 심장과 비장이 상하며 마음이 정신을 가누지 못하고 심신부교(心腎不交)를 유발하여 생기는 것이다.

● 꽈샤 치료 부위와 방법

풍지, 심유, 비유를 긁는다.
합곡, 내관, 신문을 뜯거나 점안한다.
족삼리, 삼음교, 태충을 점안한다.

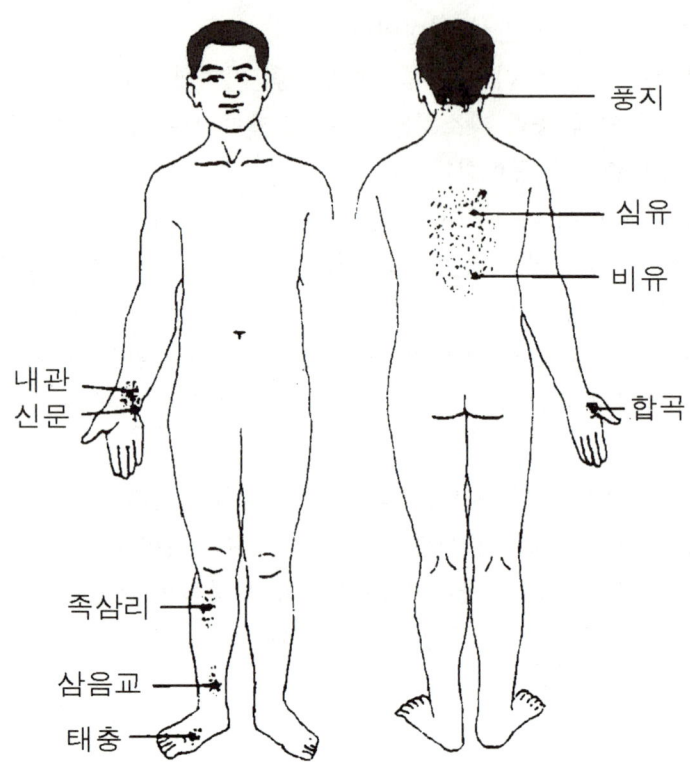

● 주의 사항

① 꽈샤 치료와 동시에 자신감을 심어주고 체력 단련이나 육체 노동을 하도록 한다.

불면

불면은 쉽게 잠들지 못하거나 잠이 들었다가 금방 깨어서는 또 다시 잠이 들지 않는 것을 말하는데, 심하면 밤새 내내 잠을 이루지 못할 수도 있다.

환자는 항상 두통, 어지럼증, 사지 무력감, 정신이 침체되거나 식욕 부진, 기억력 감퇴 등의 증세를 호소한다.

중의학에서는 불매(不寐), 부득와(不得臥)라고 한다.

이 병은 과도한 생각으로 피로해지거나 정신적 충격으로 신이 제자리를 지키지 못하거나 간기(肝氣)가 울결되어 혈이 간으로 돌지 못하거나 음식을 절제하지 못 하여 위가 불화하거나 심신부교증, 또는 공포감 등으로 신(神)을 상해 발생하는 것으로 본다.

● 꽈샤 치료 부위와 방법

백회, 풍지, 후두부, 견정, 백호, 심유를 긁는다.

족삼리, 삼음교, 신문을 문지르거나 긁는다.

행간, 여태, 용천을 긁거나 점안한다.

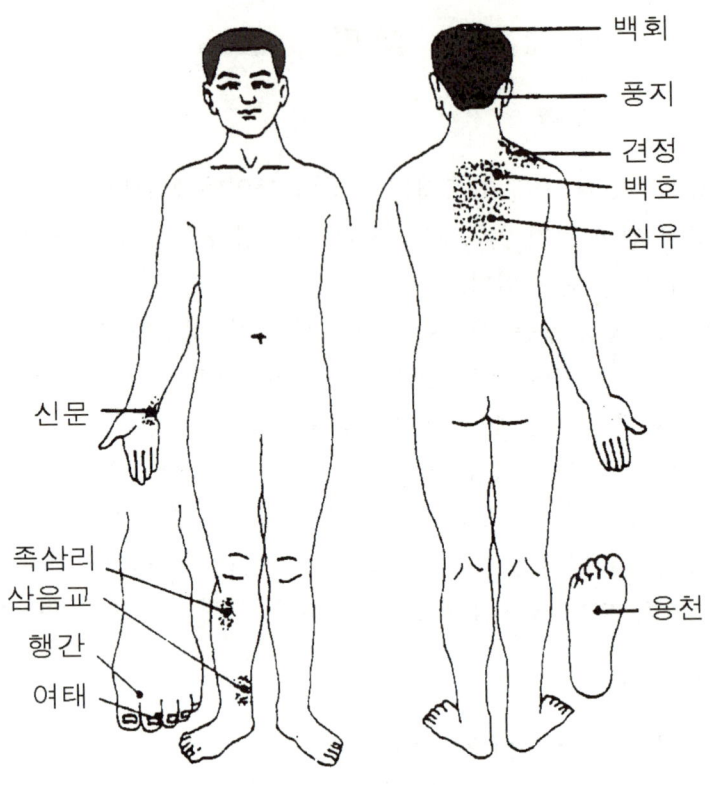

● 주의 사항

① 희로애락의 절제에 힘쓰고 긴장, 의심, 근심, 걱정을 제거해야 한다.

② 체력 단련과 육체 노동으로 규칙적인 생활을 하면서 꽈샤 치료에 임한다.

건망증

　대뇌는 피로해지기 쉬운 기관이다. 오랜 시간 책상에 앉아 사무를 보거나 심혈을 기울여 수업을 준비해야 되거나 계산하고 통계를 내는 일, 도면을 설계하는 일 등 대뇌 노동을 많이 해야 하는 사람은 그만큼 대뇌의 피로도 쉽게 온다.
　이럴 때 휴식을 취하지 못하면 두통, 어지럼증, 사고력 감퇴나 주위에 대한 반응이 둔감해진다.
　그리고 나이가 들어감에 따라 대뇌 피질 기능이 점점 더 약해지고 지력이 감퇴되다가 기억력이 떨어지거나 건망증 등의 증세가 나타나는데, 체력이 약해지거나 원기가 떨어지면 증세가 더욱 명확하다.
　이 병은 중의학의 건망(健忘) 범위에 속하며 심장, 비장, 신장의 장기와 관계가 있다.
　심장과 비장이 손상을 입어 심신(心神)이 자라지 못하거나 자체 소모로 뇌에 손상을 주어 수해(髓海)가 공허해져 초래된다.

● 꽈샤 치료 부위와 방법

백회, 고황, 심유, 지실, 차료를 긁는다.
중완, 대혁을 뜯거나 점안한다.
내관, 신문, 족삼리, 복결, 중부를 긁는다.

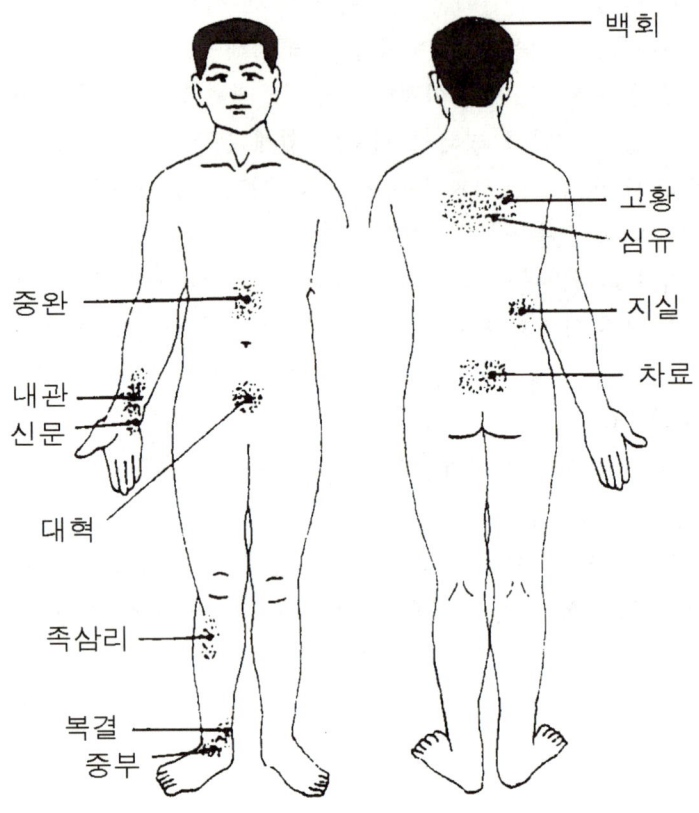

● 주의 사항

① 평소 규칙적인 생활을 하며 휴식을 취해야 한다
② 육체 노동과 체력 단련을 하면서 꽈샤 치료에 임한다.

중풍 후유증

급성 뇌혈관 질병을 앓은 후에 남는 증세로서 반신불수, 구안와사(口眼喎斜 : 눈과 입이 한쪽으로 돌아가는 증세), 말을 잘 못 하고 입가로 침을 흘리거나 음식물을 삼키는데 어려움이 있고 수족마비 등의 증세가 있다. 그 증세는 뇌혈관 병변 부위에 따라 다르다.

자주 볼 수 있는 증세로는 반신불수가 있는데 몸의 한 쪽이 마비되거나, 한 쪽의 힘이 완전히 빠져버리거나 지각이 둔해지는 등의 활동 제한 장애가 있다. 시간이 지남에 따라 자세가 변하고 기형이 나타난다.

중의학에서는 졸중(卒中)이라고 부르며 허(虛), 화(火), 풍(風), 담(痰), 기(氣), 혈(血), 여섯 가지를 발생 원인으로 보는데 근본 원인은 정기 부족, 간신(肝腎) 음허(陰虛)로 여긴다.

● **꽈샤 치료 부위와 방법**

독맥(아문, 천주에서부터 요유까지)을 긁는다.
양측 방광경(1번 흉추 부분부터 4번 미저골까지)을 긁는다.
견우, 곡지, 수삼리, 양지, 합곡을 긁거나 문지른다
환도, 양릉천, 현중, 비관, 복토, 족삼리를 긁거나 문지른다.
해계, 태충을 문지르거나 점안한다.

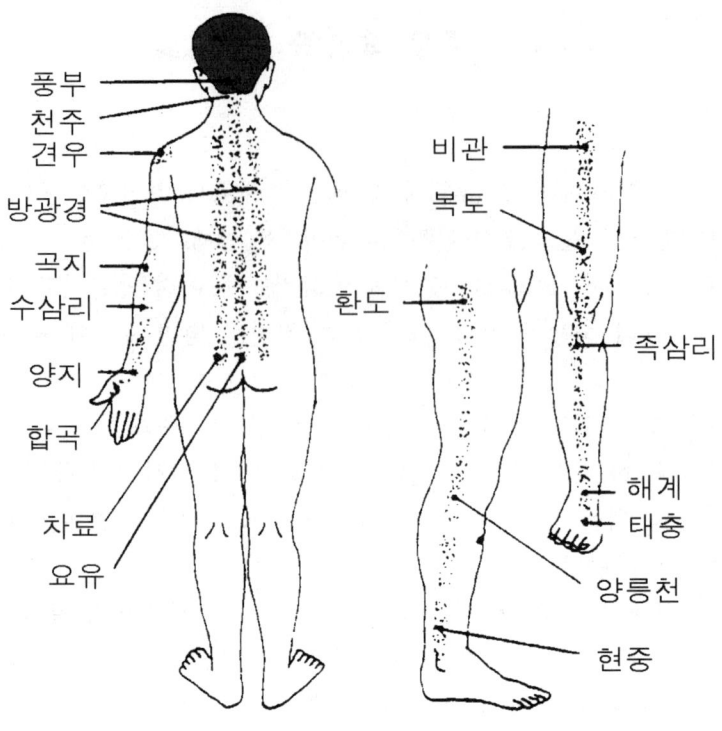

● 주의 사항

① 적극적인 체력 단련, 정서 안정, 음식을 조절하면서 조기에 꽈샤 치료에 힘쓴다.

② 침구, 안마 등을 적절히 병행하는 등 보조요법을 동원한다.

중서

 뜨거운 여름날이나, 장기간 고온에서 일하는 사람에게 주로 나타나는 병이다. 방서강온(防署降溫 : 폭서와 열기에 대한 면역) 대책이 부족한 체질이거나 과로가 원인인 이 병은 두통, 어지럼증, 가슴이 답답하거나 오심, 구토가 있고 입이 마르고 전신에 힘이 없는데, 이는 자신이 무어라고 말로 표현할 수 없는 느낌이다.
 중증 환자는 이러한 느낌외에도 안색이 창백하고 가슴이 두근거리고 숨이 차며 전신에 식은땀이 나고 심하면 신지(神志)가 혼미해지고 비장근, 사지 경련을 일으키는 증세를 보이기도 한다.
 중의학에서는, 서습(署濕)의 더럽고 탁한 기가 기음(氣陰)을 손상시켜 초래하는 병이라고 본다.

● 꽈샤 치료 부위와 방법
 백회, 대추, 흉협척, 곡택, 내관을 점안하거나 긁는다.
 신궐, 관원, 노궁, 위중을 긁는다.
 용천혈을 점안한다.

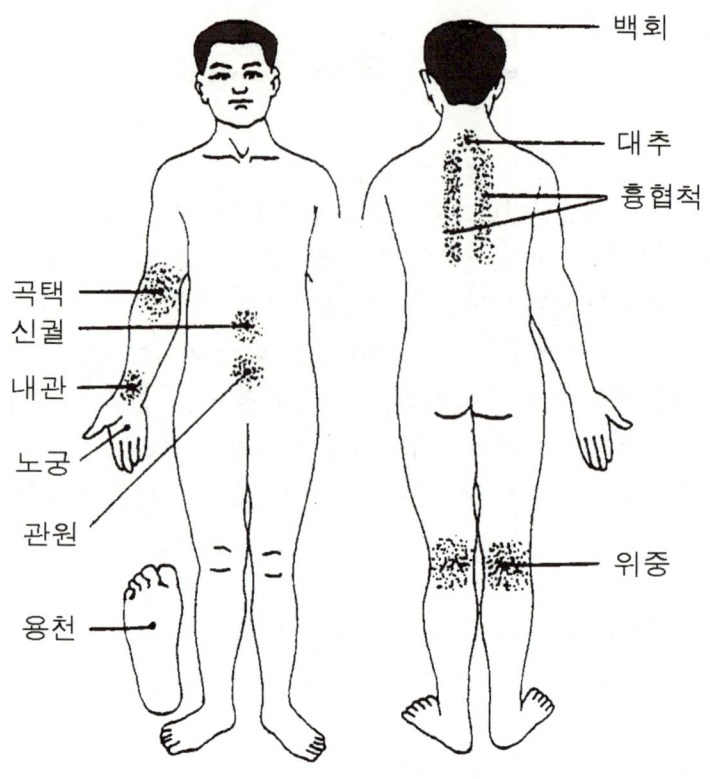

● 주의 사항

① 꽈샤 요법은 이 병 치료에 좋은 효과가 있다.

② 중서 환자가 발생하면 서늘하고 통풍이 잘 되는 장소로 빨리 옮기고 옷을 풀어 체온을 떨어뜨린 후 꽈샤 치료를 한다.

제2장 외과 병증

낙 침

　베개를 잘못 베고 자거나 한기가 들어서 목이 뻣뻣하게 되는 증세로서 낙침(落枕) 또는 실침(失枕)이라고 한다.
　경추 주위 근육이 경련을 일으키고 굳거나 시큰거리거나 붓거나 통증이 있고, 자유롭게 목을 돌리지 못하는 증세가 있다.
　증세가 가벼운 사람은 저절로 낫고 다소 중증인 사람은 몇 주일간 증상이 지속된다.
　허약 체질, 과도한 노동으로 인한 피로, 베개의 높낮이가 맞지 않았을 때, 경부(頸部 : 목주위) 근육을 오랜 시간 늘이거나 수축된 상태를 유지하여 정력성(靜力性)이 손상되었을 때 유발된다.
　중의학에서는 풍한·서습의 침입으로 근육 기혈과 경맥이 뭉치거나 막혀서 발생하는 병이라고 본다.

● 꽈샤 치료 부위와 방법

풍지, 대추, 견정과 뒷목 부분, 어깨 주위를 긁는다.
외관, 현중을 긁거나 점안한다.

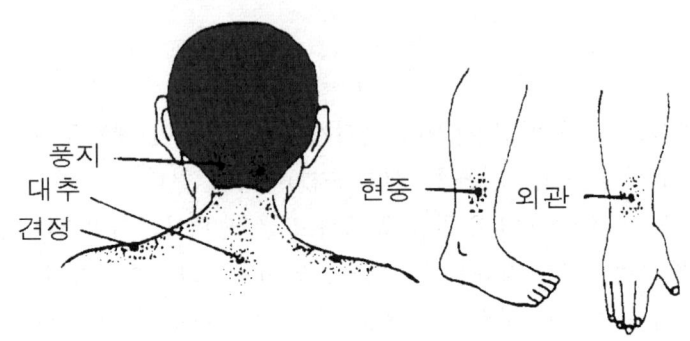

● 주의 사항

① 평소에 베개 높이나 잠자는 자세에 주의하고 보온에 주의한다.

② 이 병에 대한 꽈샤 치료는 어떠한 방법보다도 월등한 치료 효과를 거둘 수 있다.

경추병

경추종합증이라고도 하는 이 병은 경추퇴행성으로 인한 변이나 목 디스크로 인하여 척수, 추동맥, 경부교감신경이 자극을 받아 발생하는 증후군이다.

주로 풍한, 외상, 과로, 자세 불량에서 발생하며 초기에는 목 부위가 강직되고 불편한 정도지만 제5 경추 이하가 압박되면 목과 어깨쭉지부 통증이 있고 팔에 힘이 없고 손가락 마비나 손에 들고 있던 물건을 자기도 모르게 놓치거나 하는 증세가 나타나게 된다.

또, 척수에 압력을 받으면 사지 마비나 몸이 비틀거리게 되고, 교감신경이 압박을 받으면 머리가 무겁고 어지럽고, 심장이 두근거리며 편두통, 수족 냉증, 청각·시각 장애 증세가 나타난다.

중의학에서 보면, 골비(骨痺), 견경통(肩頸痛)의 범위에 속하고 장부 기능 부족, 외부에서 풍한이 침입하거나 과로로 기혈이 뭉치거나 근골 분리 때문에 생긴다고 본다.

● 꽈샤 치료 부위와 방법

풍지, 천추, 견정, 천종, 대저, 어깨쭉지부와 등 부위를 긁는다. 격유, 신유, 곡지, 열결, 합곡을 긁거나 점안한다.

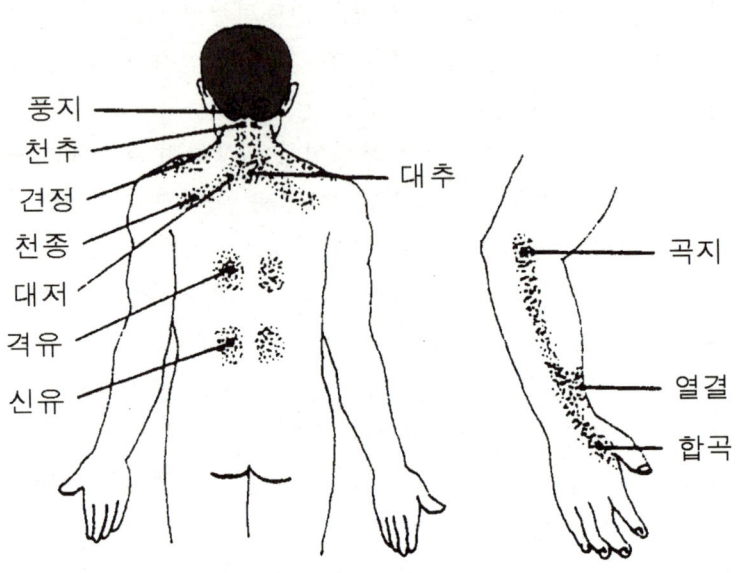

● 주의 사항

① 베개 높이를 잘 조절하고 자세를 바르게 하며 목 운동을 자주 한다

② 꽈샤 치료와 안마, 추나(推拿) 요법을 병행하면 효과가 더욱 크다.

견주염(오십견)

  이 병은 어깨쭉지 관절 주위의 퇴행성 질환으로서, 오십 세 정도의 중·노년층에서 자주 발생하여 오십견(五十肩)이라고 한다.
  특히 밤에 심해지고 어깨가 차거나 뻣뻣해지는 느낌이 있고 갈수록 어깨 기능에 장애가 온다. 그러나 그냥 방치해두어도 통증은 조금씩 감소되기 때문에 나중에는 활동 장애만을 호소하게 된다.
  중의학은 이 병이 주로 나이가 들면서 몸이 허해지거나 기혈 부족, 정기 하강, 만성 노동으로 인한 손상, 어깨쭉지 부위의 기혈이 막히거나 외상이 발병 원인이라고 본다.
  또 풍, 한, 습, 사기의 침입을 받아서 어깨쭉지 부위 기혈이 윤활하지 못하여 근육 발육의 이상과 경맥이 막혀서 발생한다고 본다.

● 꽈샤 치료 부위와 방법

천추, 견정, 천료, 천종, 격관, 어깨쭉지 부위와 등을 긁는다.
견우, 곡지, 외관과 팔 바깥쪽을 긁는다.
결분, 중부, 어깨쭉지부 앞쪽과 압통점을 긁거나 점안한다.

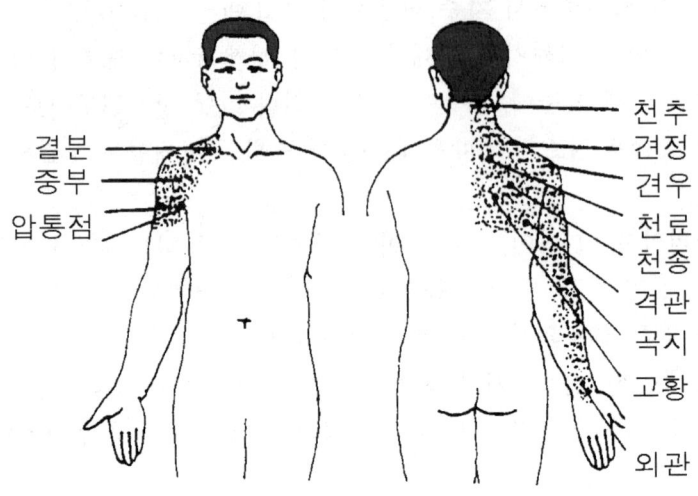

● 주의 사항

① 꽈샤는 견주염을 치료하는 좋은 방법이므로 적극적인 운동으로 어깨쭉지부 주위 부위를 단련하고 과로를 피한다.

테니스 앨보우

팔꿈치 바깥쪽 돌기뼈의 통증을 가리켜 '테니스 앨보우'라고 한다.

보통은 팔꿈치 관절이 삐거나 꺾었을 때, 또는 원인 불명의 염증 때문에 생기는데 주원인은 오랜 시간 동안 상완 관절과 연결된 팔 부위를 안팎으로 돌리는 운동을 많이 했기 때문에, 팔꿈치 바깥쪽에 있는 완장 신근과 단근의 시작점이 붙어 있는 곳이 만성으로 손상되어 국부의 국섬유가 열상을 입어 발병하는 것이다.

병세는 가벼운 출혈이나 유착(維撕 : 근육이 뼈에 붙어 굳게 뭉침) 등의 무균성 염증으로 변한다.

주요 증상으로는 팔꿈치 관절 바깥쪽이 아프거나 손과 팔이 힘이 없고 팔과 상완 관절을 들거나 돌리는데 불편한 것 등이다. 예를 들면 물에 적신 수건을 짤 때 팔이 아프거나 힘이 빠지는데 가만히 있으면 아무 증상이 없다.

중의학적으로 이 병은 몸이 약하거나 근막이 오랫동안 상해 있거나, 기혈이 허하고 피가 근육에 퍼지지 못하여 생긴 것이다.

● 꽈샤 치료 부위와 방법

견정, 벽유를 긁는다.
천정, 소해, 곡지, 수삼리, 합곡을 긁는다.
척택, 소해를 긁거나 점안한다.

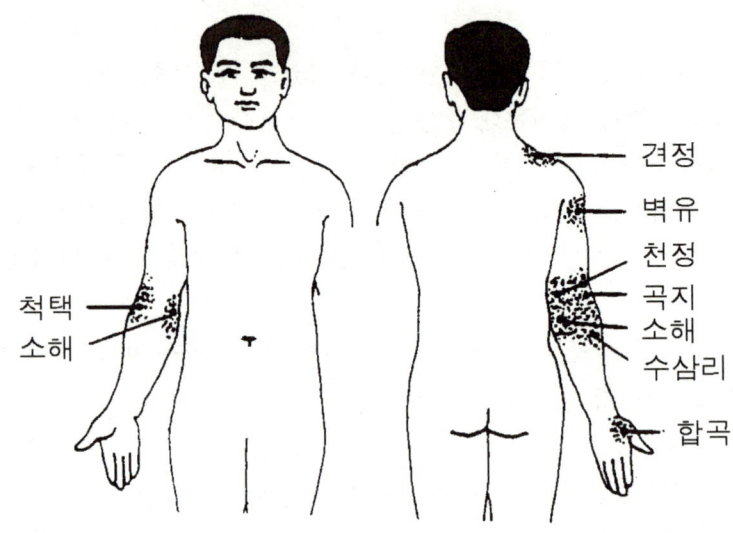

● 주의 사항

① 치료 기간에는 팔꿈치 관절에 무리를 주지 않으며 무거운 물건을 들지 않는다.
② 추나법을 병행하여도 좋다.

늑연골염

늑연골염은 늑연골 비화농성 염증이다. 젊은 여성에게 많이 나타나며 한 쪽 혹은 양쪽 다 늑연골이 튀어나오거나, 은근히 아프거나 아니면 찌르는 듯 아프다. 또, 과로 후에 더욱 아픔을 호소하기도 한다.

이 병은 원인 불명이지만 외상을 입거나, 갑자기 너무 무리한 노동을 했거나, 흉부의 만성 진통이 있거나, 호흡도 만성 감염 등과 관련이 있다.

이 병은 중의학의 흉통, 흉비, 늑막염의 범위에 속하며 멍들고 삐거나, 부딪쳐서 근골에 외상을 입거나, 풍·한·사가 락맥을 침범하고 정서가 활동하지 못하여 기혈이 막혀서 생긴다.

● 꽈샤 치료 부위와 방법

풍문, 격유, 간유를 긁는다.
중부, 혹중, 신장, 자궁, 단중, 내관을 긁는다.
가슴 앞쪽을 긁는다.

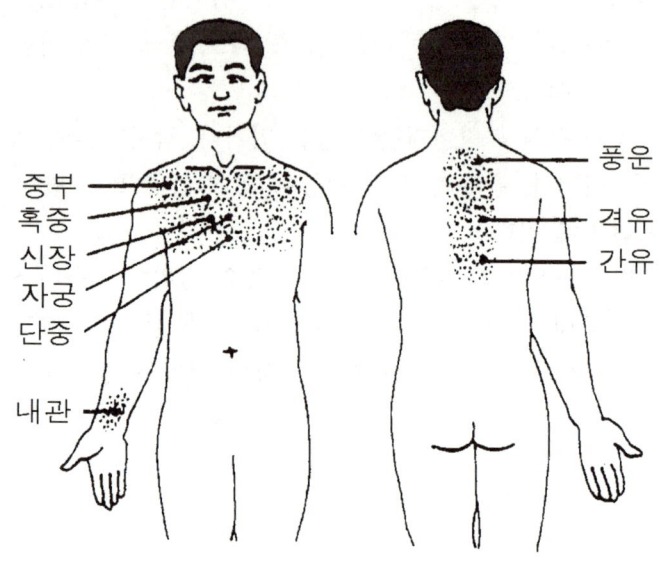

● 주의 사항

① 이 병의 발생과 정신적인 요소는 서로 관련이 있으므로 긍정적인 사고를 하며 정신적 충격을 피하여 치료를 돕는다.

② 너무 달거나 맵거나 기름진 음식을 피하고 야채와 과일 섭취를 많이 한다.

③ 꽈샤 치료는 되도록이면 환부를 피하여 꽈샤원칙에 의하여 시술한다.

만성 요통

만성 요통은 주로 요저부의 근육, 근막, 인대 등의 연조직이 만성 손상되어 나타나는 증상이다.

습관성 자세 불량으로 발병하는 경우가 많고, 오랜 시간 동안 지나치게 허리를 굽히거나 급성 손상 후 치료를 다 하지 못했을 때 다시 다치거나, 또는 비를 맞고 추위를 타서 그렇거나 선천성 기형 등의 원인으로 발병한다.

증상으로는 장기적으로 반복 발작이 일어나는 요배통, 가벼운 통증과 심한 통증이 번갈아 오고 몸을 움직여 일을 한 후 더 심하며 휴식을 취하면 좀 낫다.

날씨 변화와도 관계가 있고 어떤 환자는 척추 한 쪽이 굽는 증상, 요근 경련, 하지가 잡아당겨지는 듯한 통증을 호소하기도 한다.

중의학에서는 '허리는 신(腎)의 부(府)'라고 하여 요통과 신장의 관계를 밀접한 것으로 본다. 그래서 풍, 한, 습 같은 사기 또한 요통을 일으킨다고 진단한다.

● 꽈샤 치료 부위와 방법

지실, 신유, 대장유를 긁는다.
위중, 양릉천, 위양, 승산을 긁는다.
곤륜을 점안한다.

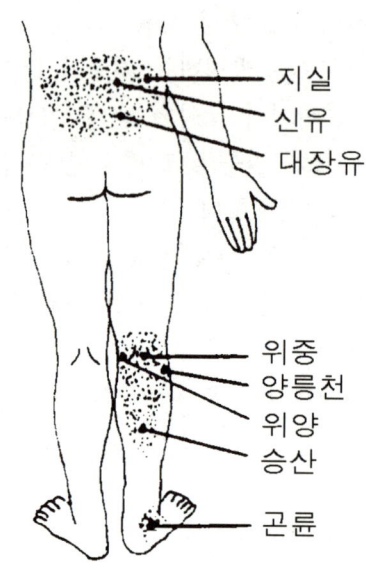

● 주의 사항

① 환자는 반드시 자세를 교정하여 요배근을 단련시키고 식사 후 바로 눕는 것을 피하고 부부 관계를 줄인다.

② 꽈샤 치료시에는 추나요법을 병행하면 좋다.

요추간판 돌출증

　요추간판의 퇴행성 질병이나 허리 부위의 외상, 특히 과로가 겹쳐 섬유환이 부분적으로든지 아니면 완전히 파열되어 골수핵이 척추관 안쪽으로 돌출, 신경근과 척수를 자극해서 일어나는 종합 증상이다.
　요추간판 돌출증의 절대 다수는 4번과 5번, 아니면 5번 요추와 1저추 사이의 추간판에 생기며 20~40세의 남성에게 많이 발생한다.
　진단을 해보면, 허리를 급성으로 접질리거나 만성으로 오랫동안 손상된 증상이 있으며 오랫동안 통증이 반복되었던 증상도 있다.
　통증은 좌골 신경이 분포해 있는 곳까지 이어져, 병이 오래 가면 다리의 대퇴부에서 발꿈치까지 마비되거나 감각이 둔해지는 등의 증상이 나타난다.
　중의에서는 비증(痹症), 요통의 범위에 속하며 풍, 한, 습의 사기를 받아 기혈이 정체되고 근맥이 풀리지 않으며 신기(腎氣)가 부족하고 허리와 무릎이 견실하지 못한 것과 관련이 있는 것으로 본다.

● 꽈샤 치료 부위와 방법

신유, 대장유, 차료를 긁는다.
환도, 은문, 위중, 양릉천, 승산, 현종을 긁는다.
곤륜을 점안한다.

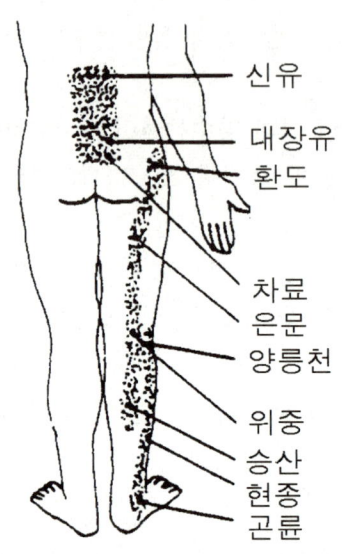

● 주의 사항

① 꽈샤 치료는 이 병에 특히 좋은 효과가 있다.
② 추간판이 완전히 파열된 환자는 수술 등의 종합적인 치료를 겸한다.
③ 허리에 갑자기 심한 충격을 주지 말고 되도록 딱딱한 침대를 사용한다.

좌골신경통

　이 병은 한 쪽 요퇴부에 지속적 또는 단발적으로 통증이 오는데 대부분 둔부, 대퇴후부, 복사뼈 관절 뒤의 바깥 부분이 아프다.
　통증은 바늘로 찌르는 듯하며, 심하면 칼로 자르는 듯이 아프고 움직이면 통증이 커진다. 원발성은 돌발적으로 통증이 오고 좌골신경통로에 두루 퍼지는 듯한 통증과 압박감이 있는 게 특징이며 속발성은 척추 사이의 판이 튀어나온다거나 요저골의 증생 등의 질병을 동반한다.
　통증은, 기침이나 재채기, 배변시에 가중되며 요저부(腰骶部 : 허리 아래 부분)에 두드러진 압박감과 찌르는 것 같은 통증이 오고 허리의 움직임에 한계가 온다.
　이 병은 중의학의 비증(痹症) 범위에 속하며 풍, 한, 습의 외사가 족소양경맥에 침투하여 기혈이 막혀서 생긴다고 본다.

● 꽈샤 치료 부위와 방법

요유, 대장유를 긁는다.

환도, 은문, 위중, 승산 등 양쪽 하지의 뒷부분을 긁는다.

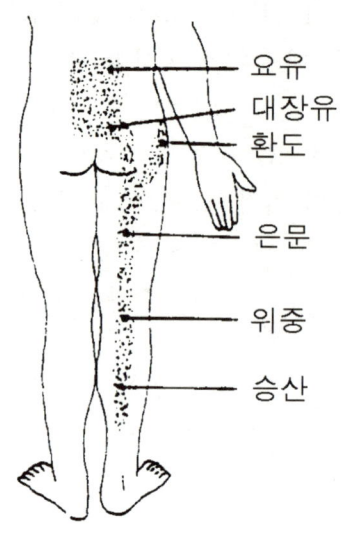

● 주의 사항

① 좌골신경통은 여러 가지 많은 질병이 원인인 병이므로 꽈샤 치료를 하는 동시에 병인을 찾아 같이 치료를 해야 한다.

② 치료기간 중에는 반드시 딱딱한 침대에 누워 휴식을 취하고 부부 생활과 음식에도 조심한다.

③ 회복기에는 적당한 운동을 하여 몸을 단련시킨다.

풍습성 관절염(류머티스)

풍습성 관절염(류머티스)은 관절염성 질병의 변화와 면역 계통의 이상에서 오는 만성 전신성 질병이다.

골막과 연골, 인대, 근육, 골조직에 나타나며 나중에는 관절이 기형으로까지 변할 수 있고 골격근이 위축하게 된다. 초기에는 관절에 통증이 있고 부어오르며 활동에 장애가 오고 오래 되면 관절이 뻣뻣해지고 기형, 근육 위축, 기능 장애가 생긴다.

청·장년에 많이 생기며 여성이 남성보다 많이 발병한다.

병은 천천히 발전하고 발병 전에는 반복해서 호흡도 감염을 앓았던 적이 있으며 처음에는 관절 한 군데만 아프다가 나중에는 온 관절이 다 아프게 된다.

말초의 작은 관절에서 시작해서 빨갛게 부으며 열이 나고 아프며 운동에 장애가 오기 시작하는 것이다.

이 병은 중의학의 비증(痹症) 범위에 속하며 환자가 몸이 허약했을 때 위양(衛陽)이 견고하지 못 하고 풍, 한, 습의 사기가 경락에 흘러들어와 관절까지 왔을 때 기혈의 운행에 영향을 주어 발병한다.

● **꽈샤 치료 부위와 방법**

독맥과 양쪽의 방광경(제1 흉추에서 제4 저추까지)을 긁는다.
팔꿈치 관절의 앞과 뒤를 긁는다.
손가락 관절을 문지른다.
무릎 관절의 앞뒤를 긁고 발가락 관절을 문지른다.

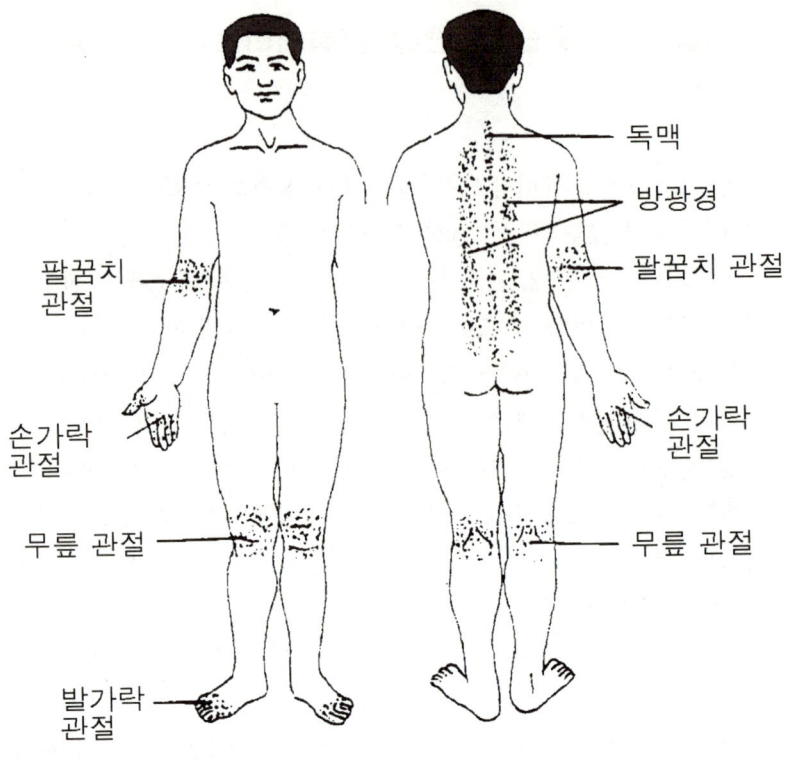

● 주의 사항

① 꽈샤 치료와 동시에 약을 복용하여 효과를 높일 수 있다.

② 열이 나고 관절이 붓고 아픈 급성기에는 환자를 휴식을 취하게 한 다음 꽈샤 치료를 한다.

무릎 관절통

　무릎 관절통은 외상으로 발병한 것 이외에, 무릎 관절의 연조직이 손상되었거나 만성 풍습성 관절염, 무릎 관절 골질의 증생(增生 : 연골이 부어오르는 것), 양성 무릎 관절염 때문에 생긴다.
　중·노년층에 많이 나타나며 주로 무릎 관절 부위에 통증이 오고 힘이 없으며, 길을 걷거나 계단을 오르내릴 때 더욱 통증을 호소한다. 또, 무릎 관절 뒤 오목한 부분과 소퇴부 혹은 발목 관절까지 통증이 퍼지면 관절의 활동에 한계가 오기도 한다.
　중의학에서는, 무릎 관절통은 주로 간과 신의 양정(陽情)이 부족하여 풍, 한, 습의 외사가 들어와서 무릎에 침입하여 관절에까지 흘러들어와 기혈이 막혀 통증이 생긴다고 여긴다.

● 꽈샤 치료 부위와 방법

위중, 양릉천, 승산을 긁는다.
양구, 슬안, 내슬안, 족삼리, 음릉천을 긁는다.

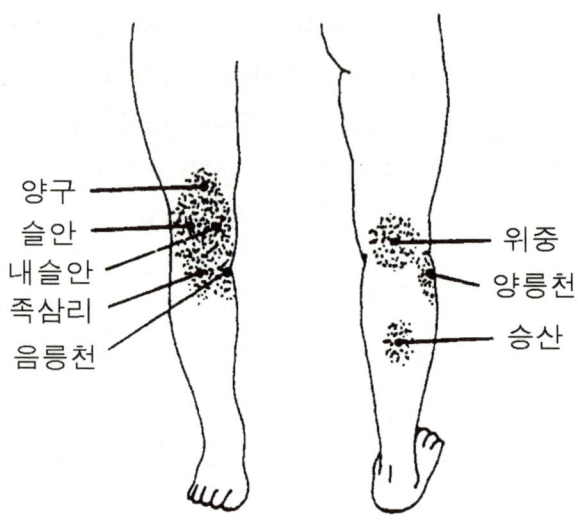

● 주의 사항

① 이 병의 환자는 평소에 보온에 주의하며 사지를 무리하게 과로하는 일이 없도록 한다.

② 꽈샤 치료와 동시에 추나, 열법 등의 방법으로 효과를 높일 수 있다.

비장근 경련

　장딴지의 비장근에 갑자기 발생하는 경련을 말하는데, 주로 한사(寒邪)가 몸에 침범하거나, 과로, 외상 등에 의해 경맥에 경련이 발생하며 통증을 유발한다. 야간, 수면 중, 수영 중에도 발생한다.
　주요 증상은 돌발적으로 경련과 통증이 오는 것이며 밤에 발생하여 잠에서 깨거나, 수영, 노동 등에 의하여 근육 경련, 격렬한 통증이 있는데 손으로 만지면 딱딱하고, 경련이 사라진 후 만져보면 굵은 근육질이 풀린 것을 알 수 있다.

● 꽈샤 치료 부위와 방법

위중, 승근, 승산을 긁거나 점안한다.
양릉천, 외구를 점안하거나 문지른다.

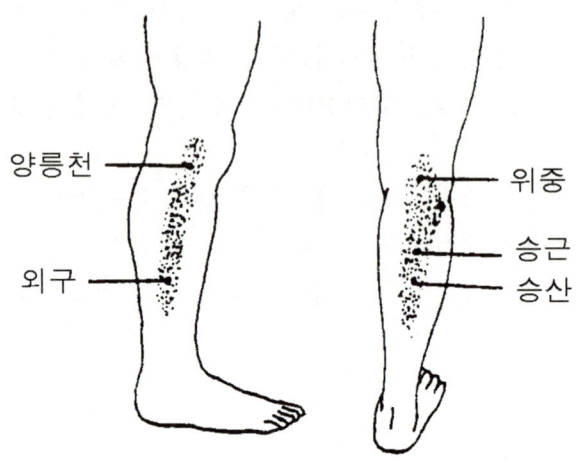

● 주의 사항

① 추위를 피하고, 잠자리에서 발생할 때는 옆으로 누울 것이며, 수영 전에는 장딴지 부분을 문질러 주면 어느 정도 방지할 수 있다.

복사뼈 관절 급성 염좌

 복사뼈 관절은 체중 부담이 큰 곳이다. 걷거나 달리거나 높은 곳에서 뛰어내릴 때 잘못 디디면 복사뼈 관절이 갑자기 굽어져, 그대로 삐어서 복사뼈 관절 주위의 연근 조직이 상하게 된다.
 임상에서는 복사뼈 바깥쪽 인대가 늘어나서 삔 경우를 많이 볼 수 있다.
 급성 손상으로 인한 통증, 활동 제약, 보행 곤란, 부종으로 인한 복부 팽창 등의 증상을 볼 수 있다.
 피로가 쌓이거나 외상의 후유증이 있으면 통증은 더욱 심해진다.

● 꽈샤 치료 부위와 방법
삼음교, 태계를 긁는다.
해계, 곤륜, 구허를 긁거나 점안한다.

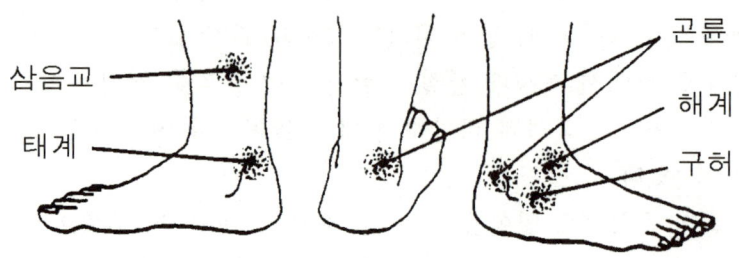

● 주의 사항
① 급성으로 염좌가 생겼을 때 24시간 내에는 냉습포로 지혈을, 24시간 후에는 열습포로 활혈을 도와준다.
② 꽈샤와 침구를 병행하면 더욱 효과적이다

발뒤꿈치 통증

중·노년층에서 흔히 볼 수 있다. 증세가 가벼운 환자는 걸을 때나 오랫동안 서 있을 때만 통증을 느낀다. 병세가 중한 경우는 발뒤꿈치가 붓고 서 있거나 걸을 수 없고 누워 있을 때도 계속 저리고 아프며 불로 지지거나 찌르는 듯한 통증이 있다. 심하면 종아리 아랫쪽까지 통증이 번진다.

병인은 골질이 증생(增生 : 연골이 부어오르는 것)되거나 연조직 손상, 근골 정맥압 증가 등의 요소와 관계가 있다.

중의학에서는 신장이 허하고 체질이 약해져 음양 허약으로 족소음신경(足少陰腎經) 순행에 지장을 주어 통증이 생기며, 아니면 풍, 한, 습, 사기의 침범으로 인해 어혈, 경락이 막힘으로써 발생한다고 본다.

● 꽈샤 치료 부위와 방법

태계, 조해, 수천을 긁거나 점안한다.
곤륜, 해계, 복참, 신맥을 긁거나 점안한다.
압통점을 문지른다.

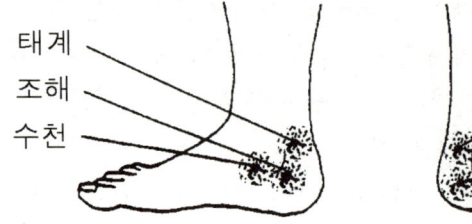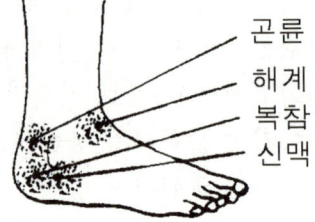

● 주의 사항

① 통증이 심할 때는 우선 휴식을 취하는 것이 급선무이다.
② 꽈샤 치료를 함과 동시에 매일 따뜻한 물에 발을 담그고 약 15분간 족탕을 한다.

치 질

항문 내외의 작은 육돌출(肉突出)을 치질이라 한다. 주로 변비나 임신 등에 의해 직장 하단이나 항문 주위의 정맥이 확장되어 시간이 지남에 따라 형성된다.

치핵(痔核)이 항문 내에 있으면 내치질, 밖에 있으면 외치질이라고 한다.

외치질은 항문에서 피가 흐르거나 물이 흐르고 가려움증이 있고, 항문 주변에 염증이 생기고, 내치질은 변후 출혈이 있고 선홍색이며 치핵이 점점 커지면서 항문 밖으로 나오기도 한다.

중의학에서는 한자리에 오래 앉아 있거나 음식을 가려 먹거나 설사가 오래 지속되어 발병한다고 본다.

● 꽈샤 치료 부위와 방법

백회, 신유, 백환유, 장강과 치골 부위를 긁는다.
공최, 관원, 승산을 긁거나 점안한다.

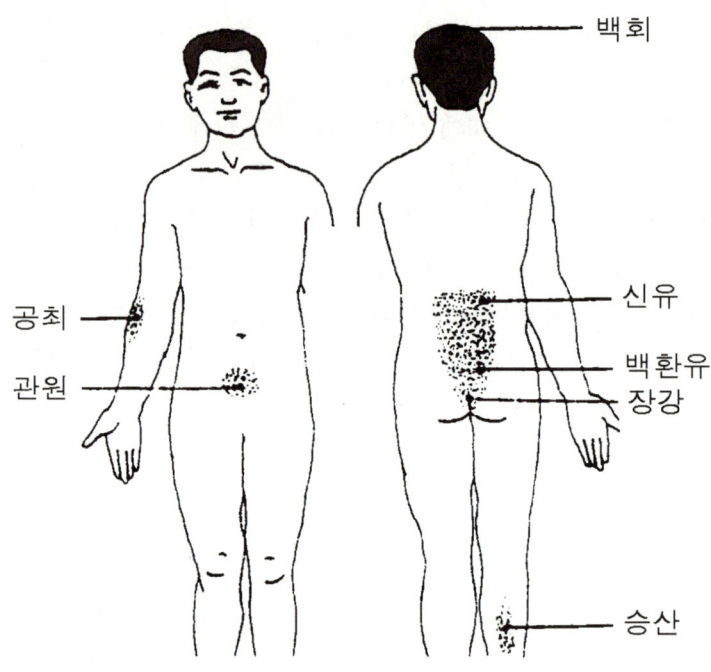

● 주의 사항

① 매운 음식을 피하고 채식을 하며, 항문의 괄약근을 단련시킨다.
② 규칙적인 배변 습관을 키우고 변비를 방지해야 한다.

탈 항

 이 병은 직장이나 장관, 을상(乙狀) 결장 아랫부분이 항문 밖으로 나와 있는 것인데, 직장 탈수(直腸脫垂)라고도 한다.
 노인이나 어린이, 다산 경험이 있는 여성에게 자주 나타난다.
 중의학에서는 이 병을 허탈(虛脫)과 실탈(實脫)로 구분하는데, 허탈은 오랜 이질, 설사, 다산으로 체질이 허약해져 장부(腸部)를 안으로 수습하지 못해서 발생하는 것이고, 실탈은 변비, 치질, 습열이 직장에 머물러 풀리지 않거나 배변을 너무 힘주어 해서 항문 괄약근 손상으로 발생하는 것이다.

● **꽈샤 치료 부위와 방법**
 백회, 명문, 대장유, 차료, 장강을 긁는다.
 기해, 승산, 족삼리를 긁거나 문지른다.

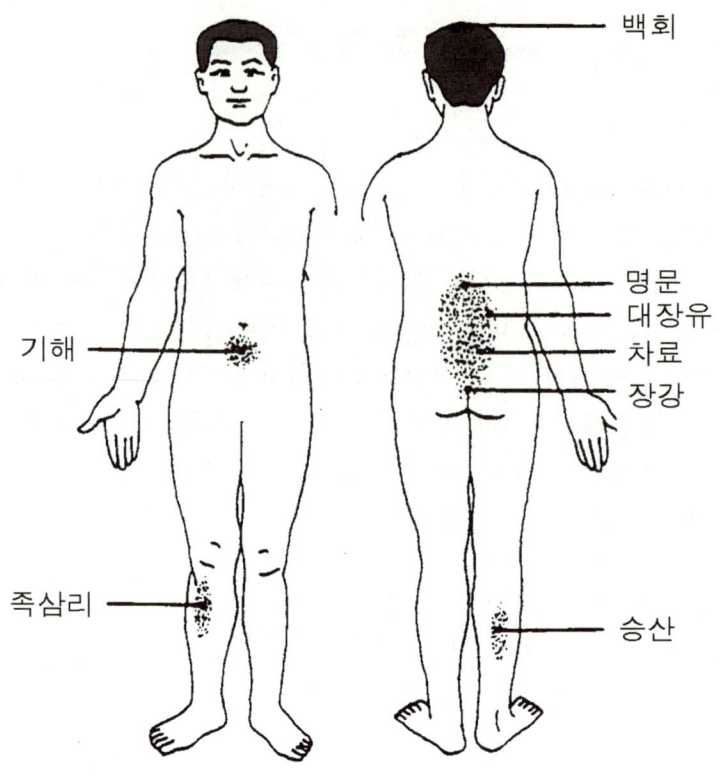

● 주의 사항

① 꽈샤 치료와 동시에 탈항의 원인이 되는 병을 치료하는데 힘쓴다.

② 담백한 음식을 섭취하고 자극성 음식을 절제하며 과로를 피한다.

좌창 (여드름)

좌창(座滄)은 사춘기에 흔히 보이는 피지선 질병이다.

잘 나타나는 부위는 얼굴, 가슴 위쪽, 어깨, 등 부위이며 원인은 청춘기의 성선(性腺) 성숙과 내분비 증가, 피지선 대사가 왕성해져 그 분비물이 변이(變異)되거나 털구멍이 막히거나 세균 침입으로 염증을 일으킨다.

이 병의 발생은 과다한 지방, 당류 섭취로 소화 불량이 되거나 휴식이 부족한 것과도 관계가 있다. 그러나, 청소년기가 지나면 거의 자연스럽게 치유된다.

● 꽈샤 치료 부위와 방법

폐유, 곡지, 신유, 합곡을 긁는다.
족삼리, 풍륭, 삼음교를 긁거나 점안한다.

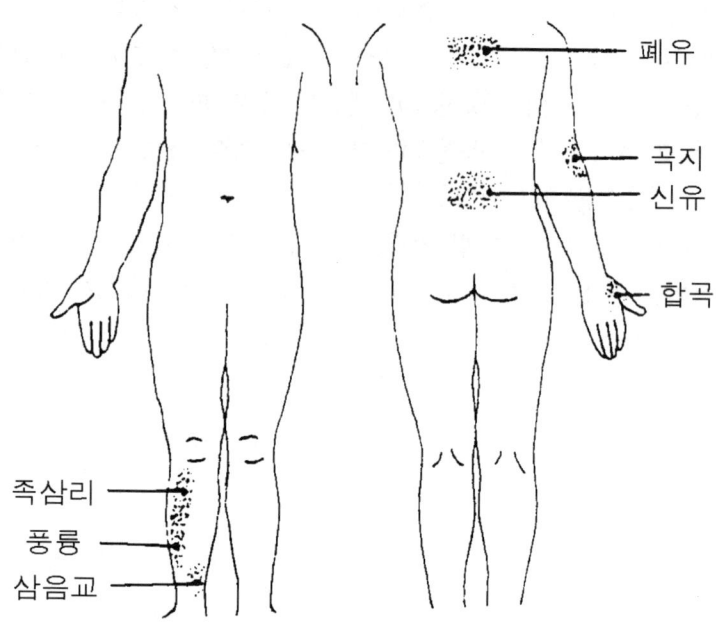

● 주의 사항

① 꽈샤 치료 중에는 충분한 휴식을 취하고, 얼굴을 잘 씻으며 화장품을 쓰지 않는다.
② 지방, 당류의 과식을 삼가고 술과 담배를 금한다.

심마진 (두드러기)

　심마진(尋麻疹)은 자주 볼 수 있는 과민성 피부 질환이다.
　피부 어디든 갑자기 크고 작은 백색, 홍색의 두드러기가 나고 점점 넓게 퍼지고 가려움증을 참기 힘들다. 몇 시간에서 십여 시간 계속되다가, 사라지면 흔적이 남지 않는다.
　급성 환자는 일주일 전후로 치료가 되지만 만성 환자는 발병이 반복되며 몇 달, 몇 년씩 간다.
　현대 의학에서는 어패류, 음식, 꽃가루, 곤충, 약물, 자외선, 정신 긴장 등이 그 원인이라고 보며, 중의학에서는 선천성 알레르기, 위장불화 때문이라고 본다.

● 꽈샤 치료 부위와 방법

견우, 풍문, 간유, 곡지를 긁는다.
어제, 위중, 양릉천, 혈해, 족삼리, 삼음교를 긁거나 점안한다.

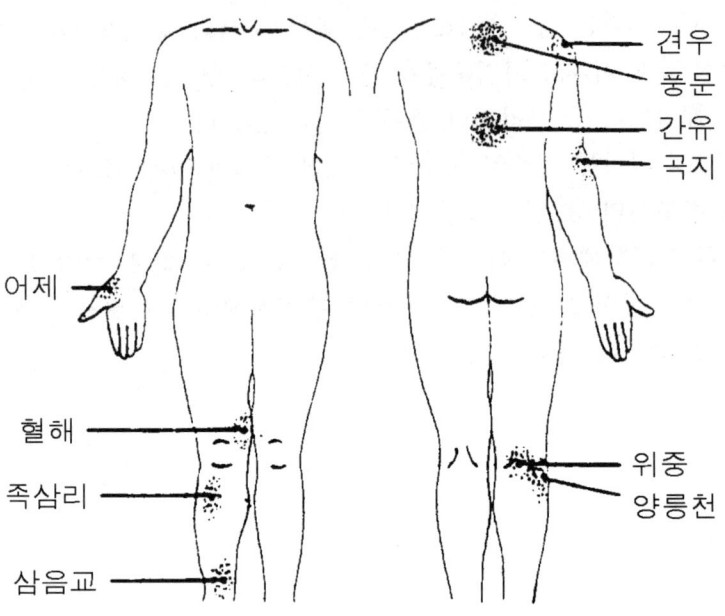

● 주의 사항

① 우선 자극을 주는 요인을 없애고, 과일과 야채를 많이 먹고 차를 많이 마신다.

② 생선이나 가재, 자라 음식을 금하고 꽈샤 치료와 함께 병원의 한방치료를 겸한다.

대상포진

　대상포진(帶狀疱疹)은 바이러스 감염에 의한 급성 염증성 피부병으로서, 봄·가을에 자주 발생한다.
　주요 증상은 피부에 홍조가 생기며 통증을 동반하고 때때로 수포가 생기는데 배열이 허리띠 모양(帶狀)을 하고 있어서 이름이 대상 포진이다. 겨드랑이나 등, 얼굴, 허리에 자주 나타난다.
　중의학에서는 지주창(蜘蛛瘡)이라고 하며, 원인은 정서 불안과, 간담의 화가 성하여 생기거나, 음식 부절제로 습열이 뭉칠 때, 외사의 독에 감염되어 생긴다고 본다.

● 꽈샤 치료 부위와 방법

곡지, 지구를 긁는다.
합곡, 중저, 내관을 점안한다.
기문, 혈해, 삼음교를 긁는다.
태충, 규음을 점안하거나 문지른다.

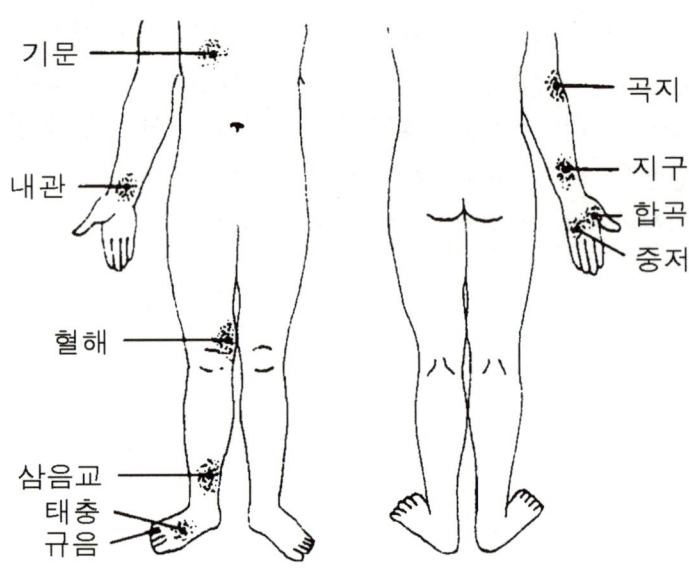

● 주의 사항
① 평소 물을 많이 마신다.
② 꽈샤 치료와 동시에 다른 치료를 동시에 실시한다.

신경성 피부염

 어른에게 많이 나타나는 만성 피부염증으로 국한형과 분산형이 있다. 피부의 상한 부위가 몹시 가려우며 두꺼워지고 피부의 주름이 짙어지고 원형이나 다각형 습진 같은 반점이 나타난다.
 현대 의학에서는 신경 계통의 기능 장애와 대뇌 피질의 흥분·억제 과정 실조, 정신적 요소와 정서 불안, 긴장, 과로, 공포, 염려 등이 피부에 손상을 가져온다고 보는데, 손톱으로 긁거나 마찰, 땀이 많거나 물리적 자극이나 곤충에 물렸을 때도 발병한다.
 중의학의 섭영창(攝領瘡) 범주에 속하며 풍열의 사기로 간이 막혀 기혈 운행이 실조되며 혈이 응집되어 근육과 피부가 윤택함을 잃게 된다고 본다.

● 꽈샤 치료 부위와 방법

풍지, 대추, 격유, 곡지를 뜯거나 긁는다.
내관, 신문, 위중을 문지르거나 점안한다.
혈해, 음릉천, 삼음교를 긁거나 문지른다.

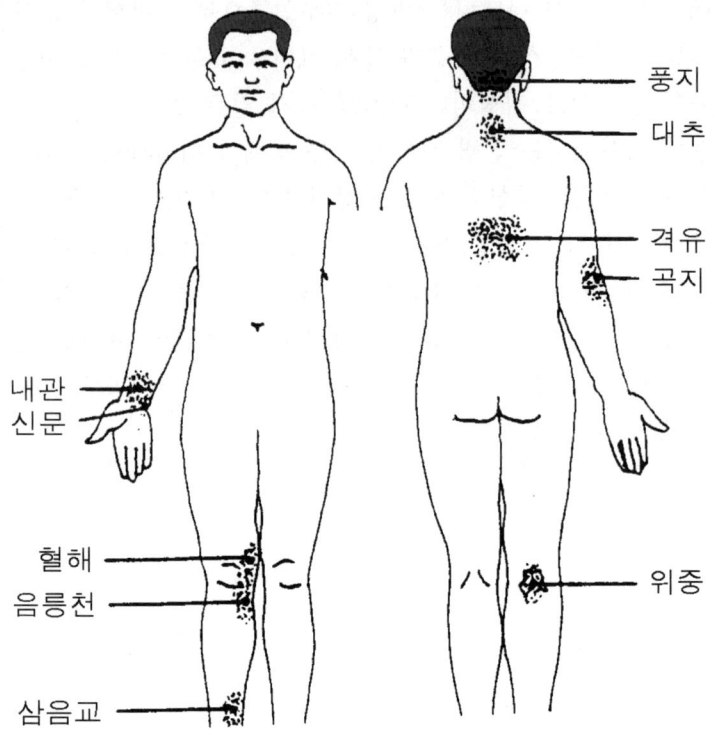

● 주의 사항

① 신경성 피부염은 꽈샤 치료로 나은 다음에도 주기적으로 실시해야 재발을 막을 수 있다.

② 자극성 약물에 주의하고 생선과 어패류를 피하고 채식을 많이 한다.

습 진

  습진은 일종의 과민성 염증 피부병으로서, 병의 원인이 복잡하지만 주로 오염된 가루나 먼지, 모사 직물, 약, 햇빛, 한랭, 조습(潮濕) 등의 접촉을 그 원인으로 많이 본다.
  급성기에는 피부에 홍종, 구진, 수포, 농포, 진물과 가려움증이 나타나고, 만성기에는 마른 버짐이나 태선 등이 생기고 피부 습진이 융합되어 진물이 흐르게 된다.
  중의학에서는 풍, 습, 열의 사기가 근육과 피부에 머물러서 풀리지 않아서 발생하는 것으로 본다

  ● 꽈샤 치료 부위와 방법
  대추, 견우, 폐유, 간유, 비유, 신유를 긁는다.
  곡지, 합곡, 신문을 긁거나 따주기를 한다
  혈해, 음릉천, 족삼리, 삼음교를 긁거나 따주기를 한다.

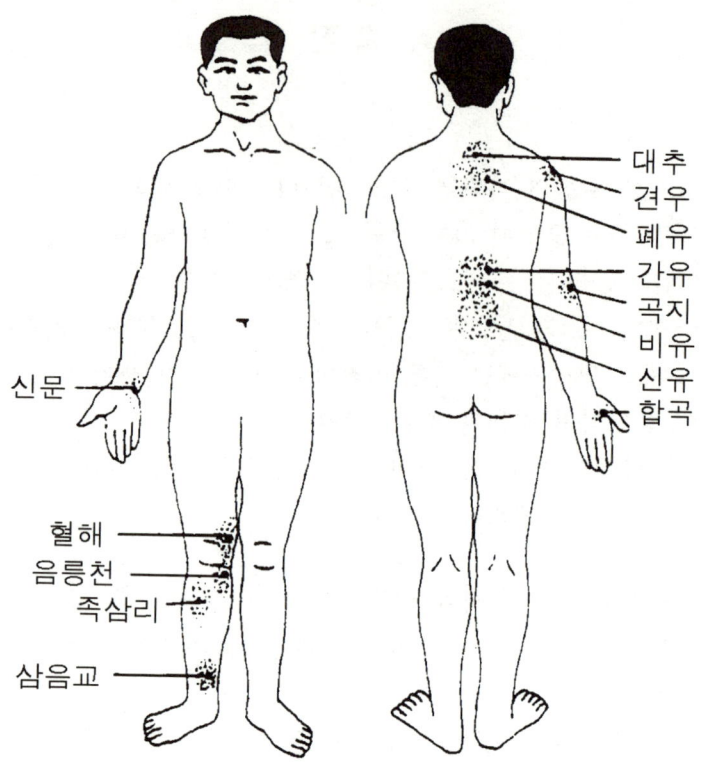

● 주의 사항

① 꽈샤 치료시 따주기를 실시하면 급만성 모두 만족할만한 효과를 얻을 수 있다.

② 자극적인 비누를 쓰지 말고 환부를 손톱으로 긁지 않도록 한다.

제3장 부인과 병증

월경 불순

여성의 월경이 예정보다 빨리 오거나 아니면 늦거나, 시기가 일정치 않거나, 양이 많거나 아니면 적거나, 색깔이나 질이 이상한 증세를 통틀어 말한다.

임상에서는 월경 주기와 기간이 일정치 않고, 자주 양이 적어지고, 다 나오지 않거나, 거르는 등의 증상을 볼 수 있다.

통증과 함께 아랫배가 붓고 꽉 차 있는 느낌이 있고, 허리가 저리고 아프며, 마음이 초조해지고, 밤마다 불안하고 잠을 못 이루며, 정신이 피곤한 증세가 있다. 이러한 증상은 체질에 따라 조금씩 다르다.

중의학에서는 이 병이 분노하거나 걱정이 깊을 때 간, 비, 충, 임의 네 가지 맥이 손상되거나 기혈이 허약하고 한열의 사기가 혈액에 들어와 발생한다고 한다.

● 꽈샤 치료 부위와 방법

간유, 비유, 차료를 긁는다.
기해, 관원, 삼음교를 긁거나 점안한다.
은백, 대돈을 문지르거나 점안한다.

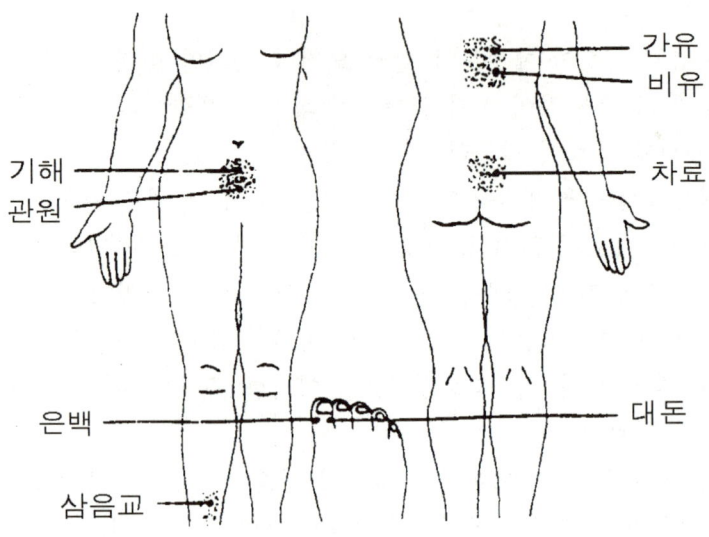

● 주의 사항

① 청결에 주의하고 육체 노동을 삼가하며 하반신을 따뜻하게 한다.
② 정서 안정과 휴식을 취한다.

통경(생리통)

모든 여성은 생리 중이나 전후에 하복부 통증 증상이 있어서 일할 때나 일상 생활에 영향을 주는데 이것을 통경이라 한다.

통경은 원발성과 다발성, 두 가지로 볼 수 있는데, 원발성은 월경 초기에 발생하며 생식 기관과 무기질성 질병을 동시에 병인으로 보는 것이며, 단발성은 자궁 내막이나 급만성 골간강염, 자궁경 협착 막힘증 등 생식 기관의 기질성 병의 변화로 생기는 것이다.

중의학에서는, 통경(痛境), 경행복통(經行腹痛)의 범주에 들며 한(寒)이 어혈을 응집시키고 기가 원활치 못하여 자궁 락맥이 막히거나 기혈이 허하여 발생하는 것으로 본다.

● 꽈샤 치료 부위와 방법

신유, 포황, 차료를 긁는다.

기해, 수도, 관원, 중급을 긁거나 점안한다.

혈해, 삼음교를 긁거나 문지른다.

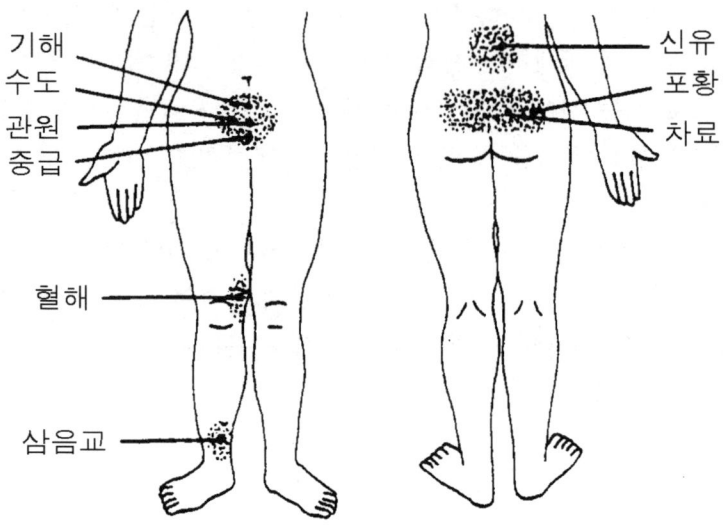

● 주의 사항

① 통경의 꽈샤 치료는 월경 3~4일 전에 실시하면 예방을 할 수 있다.

② 꽈샤 요법을 하면서 3~4개월이 지나면 병이 완전히 낫는다.

③ 찬 음식과 노동을 피하며, 수영도 적합치 않다.

폐 경

여성의 나이가 18살이 지났는데도 월경이 안 나오는 것은 원발성 폐경이라 하며, 월경 주기가 생긴 후에 3개월이상 월경이 멈췄을 때를 단순성 폐경이라 한다.

임신기, 수유기, 월경이 끝나서 멈추는 것은 정상 생리 현상이며 폐경의 범주에 속하지 않는다.

현대 의학에서는 폐경이 내분비 실조나 자궁 발육 불량, 그리고 어떤 전신성 질병과 관련이 있다고 본다.

중의학에서는, 월수불통(月水不通)의 범주에 속하고 선천성 신정(腎精) 부족, 후천적 비위실양(脾胃失陽), 외부의 한사 침입, 기혈이 막히거나 허하여 자궁락막을 막아서 초래되는 것으로 본다.

● 꽈샤 치료 부위와 방법

간유, 비유, 신유, 차료를 긁는다.

관원, 대혁을 긁거나 점안한다.

합곡, 혈해, 음릉천, 족삼리, 지기, 삼음교를 긁거나 문지른다.

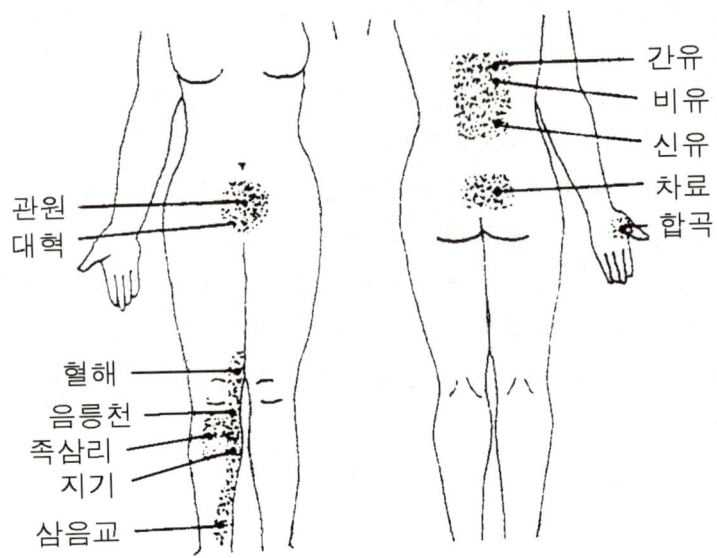

● 주의 사항

① 과로나 정신 자극을 피한다.

② 꽈샤 치료는 수유기에는 너무 오래하지 않도록 한다.

대하증

정상적인 여자에게는 소량의 백색 무미의 분비물이 있는데 월경기, 배란기, 임신기에 증가하며 이것은 생리적인 현상이다.

그런데 분비물이 증가하고 끊이지 않고 나오며, 색깔이 황색 또는 혈액과 유사하고, 점도가 고름같거나 아니면 묽어서 물같고, 냄새가 나면 이런 것을 대하증이라고 한다.

때때로 현기증이 나고, 사지가 피곤하며, 초조하며 입이 마르고, 허리가 저리고 아프며, 아랫배가 내려와 붓고 통증이 있다.

대하증을 일으키는 원인은 다양한데, 생식 계통 염증, 종기, 자궁이 뒤로 처지거나, 폐결핵, 당뇨병, 빈혈, 정신 자극, 음도에 이물이 있을 때 등이 있다.

● 꽈샤 치료 부위와 방법

기해, 차료를 긁는다.
대거, 관원, 중급을 점안하거나 긁는다.
지기, 삼음교를 긁거나 문지른다.

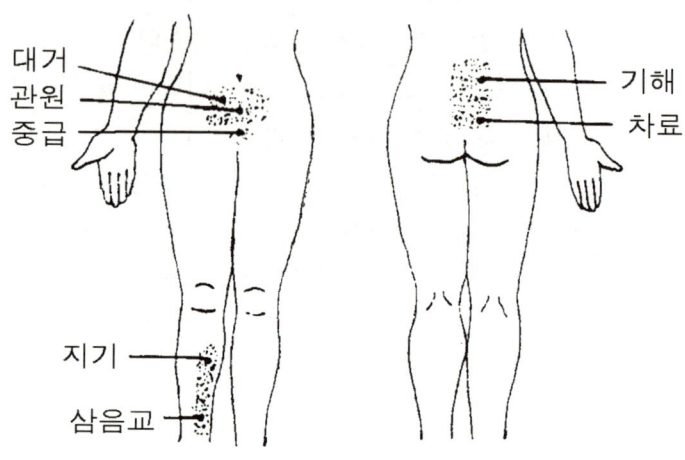

● 주의 사항

① 차거나 자극이 있는 음식을 피하고 음도염, 만성 반강염 등 대하증을 일으키는 원인 병의 치료에 힘쓴다.

만성 반강염

반강염(盤腔炎)이란 반강 내 생식 기관과 반강 주위 조직, 반강 복막 등의 염증이 병으로 변한 것인데, 분만, 유산, 생리시 비위생, 자궁을 긁어낼 때 소독 불량 등으로 세균이 감염되어 생긴다.

급성기의 증상은 분명치 않으므로 발견했을 때는 이미 만성이 되어 있는 상태다.

병의 변화는 수란관, 난소, 반강 조직에 국한되어 나타나며 증상은 미열, 요통, 하복부에 통증이 있고, 대하가 많거나 월경 불순, 통경, 불임 등의 질병을 수반한다.

중의학에서 보면, 월경부조(月經不調), 대하(帶下)에 속하며 원인은 정지(情志)가 통하지 못하고 밖에서 들어온 외사의 독이 기혈을 뭉쳐 습열이 막혀서 생기는 것이다.

● 꽈샤 치료 부위와 방법

신유, 차료를 긁는다.
대맥, 기해, 귀래, 중급을 긁거나 점안한다.
혈해, 음릉천, 족삼리, 복류, 행간을 긁거나 문지른다.

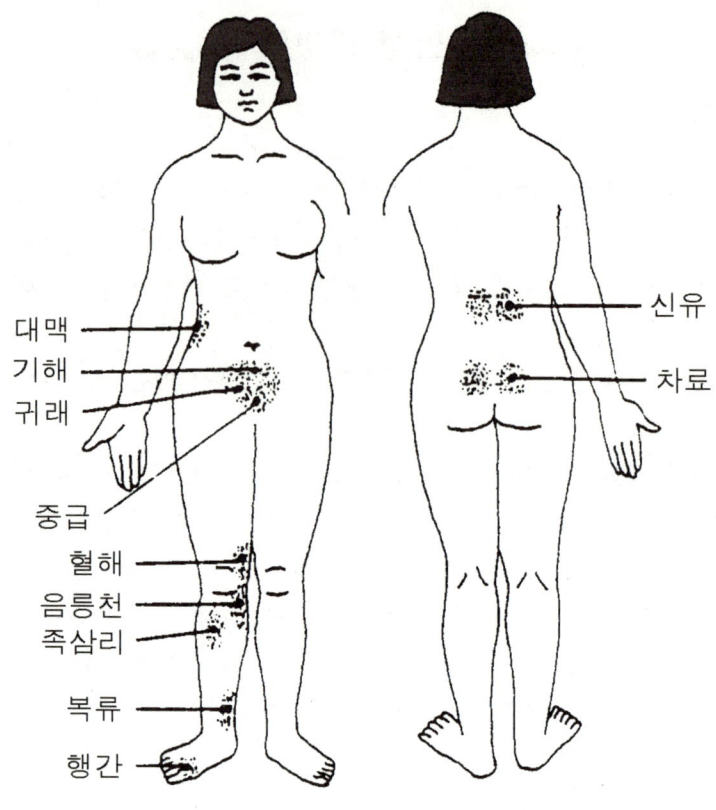

● 주의 사항

① 산부인과 위생에 특히 주의하고 과로를 피한다.

② 꽈샤 요법에 믿음을 갖고 치료함과 동시에 병의 원인 치료에도 힘쓴다.

자궁 탈수

자궁이 정상 위치에서 음도 아래로 내려와 자궁경 외구까지 오거나 심지어 음도 외구까지 내려온 것을 말하는데, 이는 분만 과정 중에 자궁 경부나 인대가 손상을 입어서 생기거나 분만 후 조직이 정상으로 회복되지 못해서 생긴다.

주요 증상으로는 하복부, 음도, 회음부가 아래로 빠지는 것 같은 느낌이 들고 요배(腰背)가 저리고 아프며 일을 좀 하고나면 더 심해진다. 음도에 어떤 물질이 있는 것처럼 느껴지고 걷거나 앉을 때 훨씬 심하고 배뇨 곤란이나 요실금을 일으킬 수도 있다.

의학에서는 음정(陰挺), 음탈(陰脫)이라고 하며 몸이 허약해지거나 다산(多産), 지나친 부부 생활로 신(腎)이 상해서 생기는 것으로 본다.

● 꽈샤 치료 부위와 방법

백회, 비유, 신유를 긁는다.
유도, 기해, 관원을 긁거나 점안한다.
음릉천, 족삼리, 삼음교, 태충을 긁거나 문지른다.

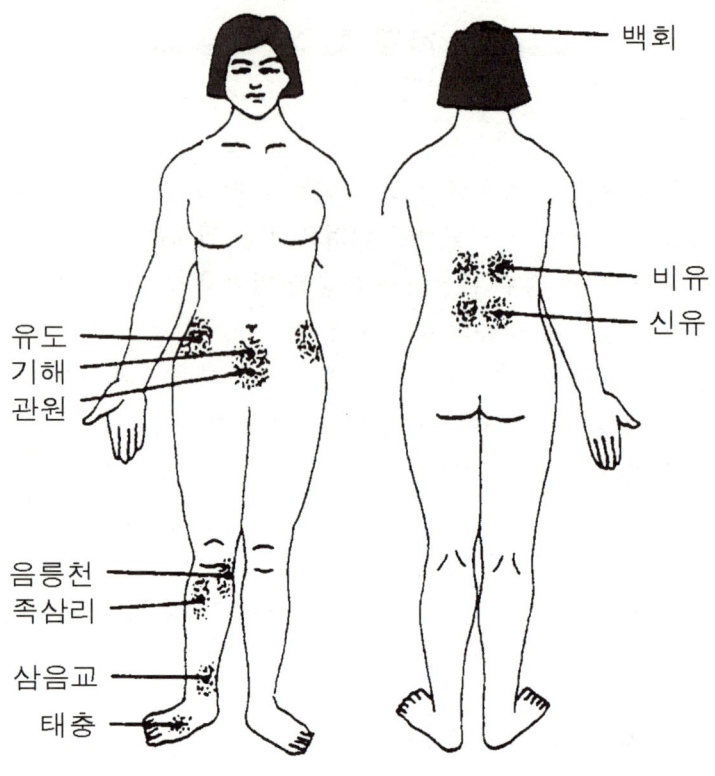

● 주의 사항

① 산후에는 옆으로 누워 자궁이 뒤로 처지는 것을 방지한다.
② 쪼그리고 앉아서 대변을 참는 동작을 매일 하여 항문과 골반 근육을 단련시킨다.

임신 구토증 (입덧)

임신 5~6주 후에 토하거나 아침에 일어나면 구역질을 하며, 마음이 권태롭고 드러눕기를 좋아하며, 식욕 부진 등의 증상이 있는 것을 말한다.

심하면 하루에 몇 번씩 토하고 밥이나 물을 먹지 못하게 되고 탈수, 산중독이나 전해질 문란 등을 일으킨다.

현대 의학은 이 병을 정신적 요소와 위산, 융모막 촉성샘 호르몬 증가, 부신 피질 호르몬 분비 저하와 관련이 있다고 본다.

중의학에서는, 임신악지(妊娠惡脂)의 범위에 넣고, 병인은 비위가 허약하고 간담의 기가 울혈되어 위기(韋氣)가 성하여 생긴다고 본다.

● 꽈샤 치료 부위와 방법

비유, 위유를 긁는다
중완, 내관을 긁거나 점안한다
족삼리, 태충을 긁거나 문지른다

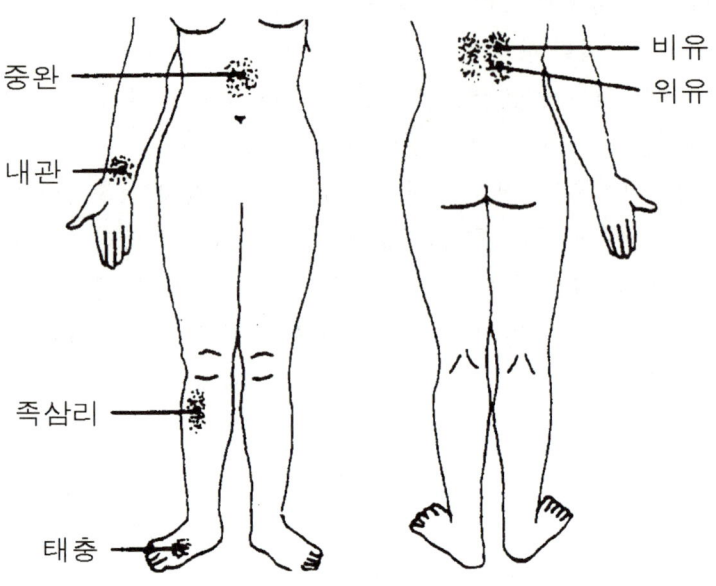

● 주의 사항
① 꽈샤 치료시 너무 세게 하지 않도록 주의한다.
② 습관성 유산인 사람은 장기간 치료를 해야 한다.

산후 복통

산후 복통은 자궁이 수축할 때 생기는 통증인데 초산일 때 더욱 심하다. 일반적으로 일주일이면 없어지지만 비정상적으로 심하고 오래 가면 치료가 필요하다.

대부분 위와 복부 중간 부분이나 아랫배에 통증이 있다.

중의학에서는, 출산시 출혈을 많이 하여 충맥과 임맥이 허해져 기혈의 운행이 원활하지 못하여 경맥이 막혀서 생기거나, 산후 조리를 잘 못 하여 한사가 경맥에 침입하여 혈이 뭉치고 냉기로 굳거나, 정신적 요소로 간이 울결(鬱缺 : 우울증으로 간을 상함, 비정이 지나쳐 간을 상함)되고 어혈이 안에서 멈춰서 복통이 생긴다고 본다.

● 꽈샤 치료 부위와 방법

요양관, 관원, 중급을 긁거나 점안한다.
혈해, 족삼리, 삼음교를 긁거나 문지른다.

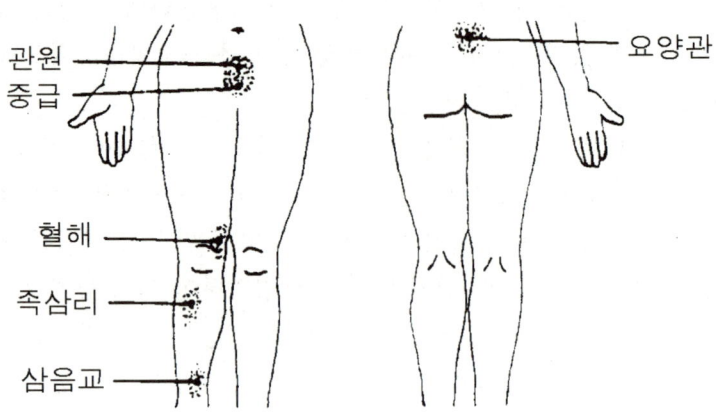

● 주의 사항

① 꽈샤 치료를 하면 효과가 좋다.
② 혹시 자궁 안에 태반이 남아 있거나 출혈이 과다하면 산부인과 치료를 해야 한다.

산후 결유

산후에 모유 분비량이 적거나 안 나오면 영아가 필요로 하는 양을 만족시키지 못하므로 모유 부족이 된다.

현대 의학에서는 산후 결유(産後缺乳)가 임신 전, 임신기에 유선 발육이 덜 되었거나, 과로, 공포, 불유쾌한 기분 등과 관계가 있다고 본다.

중의학에서는, 유즙불행(乳汁不行)의 범위에 속하는데 병인은 기혈이 부족하여 모유를 만들지 못하거나 간기(肝氣)가 막히고 경맥이 원활하지 못하여 발생한다고 본다.

● 꽈샤 치료 부위와 방법

간유, 비유를 긁는다.
천계, 단중, 유근을 긁거나 뜯는다.
기해, 관원, 곡골을 긁거나 점안한다.
소상은 따주기로 꽈샤한다.

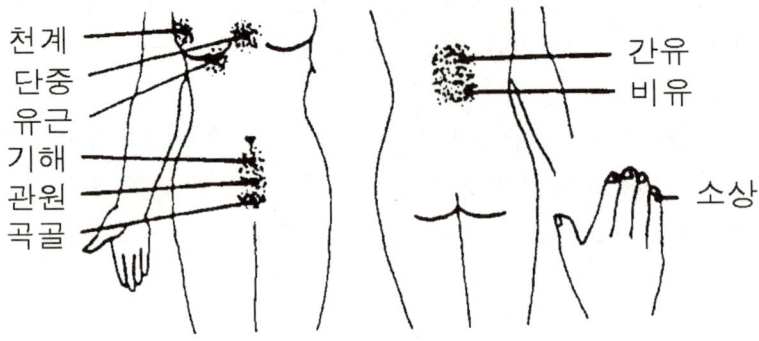

● 주의 사항

① 영양을 충분히 섭취하고 일정한 시간에 수유하도록 하고 안정을 취한다.

유선 증생

　중년층의 부인에게 많은 병으로, 젖샘 옆의 유선소엽이 증가하는 것인데, 가끔 월경 불순이나 불임증, 유산 등을 발생시키므로 문제가 된다.
　병인은 내분비 계통에 이상이 있는 것과 관계가 있다고 본다. 병의 경과가 길고 천천히 발전하며 초기에 유선 종양과 혼동되어 구별이 어렵기 때문에 조기 치료를 해야 한다.
　유방이 부풀고 아프며 생리 전에는 심해지고 생리 후에는 없어진다. 크고 작은 멍울이 만져지는데 모양이 원형이나 타원형이고 이리저리 움직인다.
　유방 모양은 겉으로 보아 정상이고 눌러도 아프지 않다. 유두에서 황갈색이나 아니면 피같은 액체가 흘러나오거나 겨드랑이 밑의 임파절이 붓기도 한다.
　중의학에서는, 유벽(乳癖)에 속하고 담습(痰濕)이 막히고 유방의 경락이 막히거나 간신(肝腎)이 허하며 피가 부족하여 발생하는 것으로 본다.

● **꽈샤 치료 부위와 방법**
　견정, 천종, 간유, 외관을 긁는다.
　옥우, 단중, 풍륭, 태계를 긁거나 점안한다.
　행간, 협계를 점안한다.

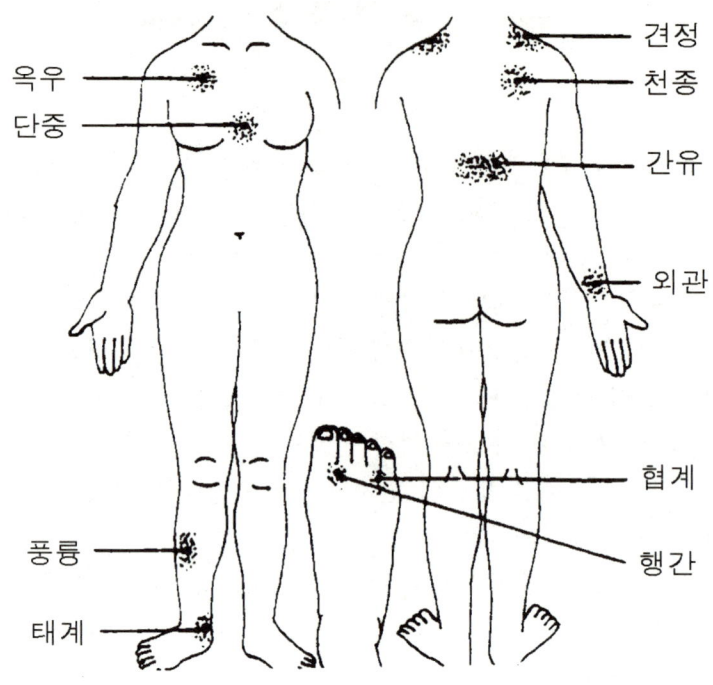

● 주의 사항

① 3개월에 한 번씩 정기 검사를 해주는 것이 좋다.
② 충분한 휴식을 취하고, 음식을 절제한다.
③ 환자가 꽈샤 치료에 대하여 불쾌함을 느끼지 않도록 미리 이해시킨다.

유선염

유선의 화농성 염증으로 수유 중인 산모에게 나타나며, 다음 세 단계로 나뉜다.

1단계 : 유방이 부어오르고 접촉하면 아프고 젖이 안 나오며 오한, 발열, 관절통이 있고 가슴이 답답하다.
2단계 : 종기가 나고 응어리가 뚜렷하며 피부가 빨갛게 부어오르고 열이 높고 내려가지 않는다.
3단계 : 구멍이 뚫려서 고름이 다 나온 후에는 체온이 정상으로 내려가고 아픈 것이 감소하고 점점 아문다.

그러나 3단계 이후에도 전신 증상이 올 수도 있는데 두통, 관절통, 겨드랑이 밑 임파절이 붓고 식욕이 없어진다.
중의학에서는, 유용(乳庸), 유창(乳瘡)이라 하고 위경에 열이 쌓이거나, 간기(肝氣)가 엉키거나 외사의 화독(火毒)이 유방에 있는 젖과 합쳐져 붓고 병이 생기는 것으로 본다.

● 꽈샤 치료 부위와 방법
견정, 천종을 긁는다.
천돌, 단중을 긁거나 뜯는다.
족삼리를 점안하거나 문지른다.

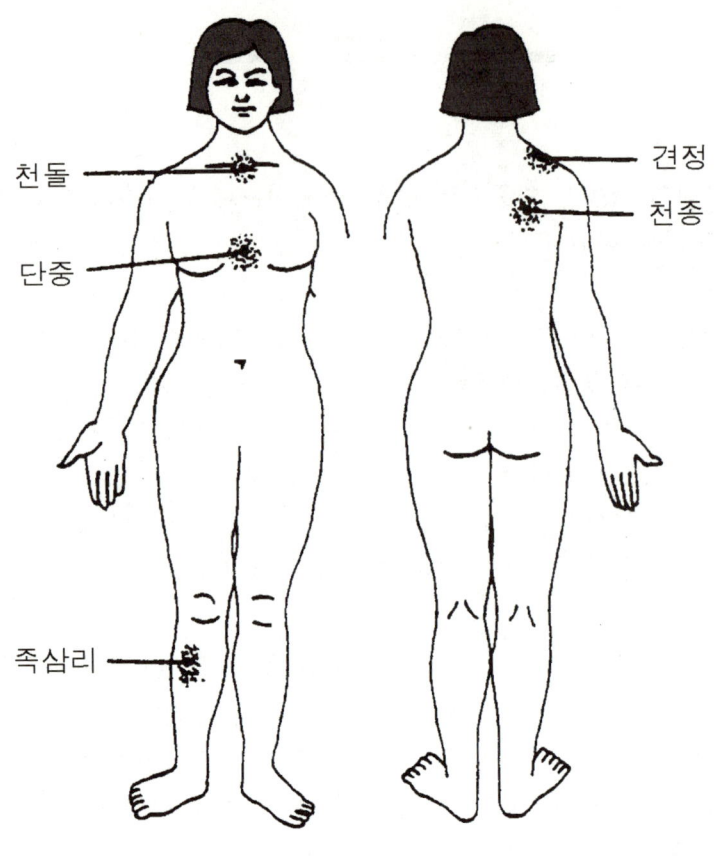

● 주의 사항

① 유아에게 젖을 물리고 그대로 자지 말며 수유 시간을 꼭 지키고, 수유가 끝나면 남김없이 젖을 다 짜내고 반드시 깨끗이 씻는다.

갱년기 종합증

난소 기능의 퇴행성 변화 때문에, 내분비와 자율 신경 실조(失調)로 생기는 종합 증상이다.

환자의 80퍼센트 이상이 45세 이상의 폐경기 여성이며 초기에는 월경에 규칙이 없어지다가 그후에는 완전히 폐경이 된다.

어지럽고 귀울림 증상이 있으며, 열이 나고 땀을 흘리며 초조하고 화를 잘 내며 막연하게 두려워하고 잠을 못 자며, 혈압이 흔들리고 유선이 위축되고 피부에 이상 반응이 오고 때로 정신적 이상까지 온다.

경우에 따라서는 빈뇨나 요실금, 식욕 부진이 2~3년 정도까지 갈 수도 있다.

중의학에서는, 신음(腎陰)이 부족하고 허약해져 경맥이 부드럽지 못하여 발병한다고 본다.

● 꽈샤 치료 부위와 방법

풍지, 심유, 비유, 신유, 차료를 긁는다.
중완, 기해, 관원을 긁거나 문지른다.
합곡, 족삼리, 삼음교, 태계, 태충을 긁거나 점안한다.

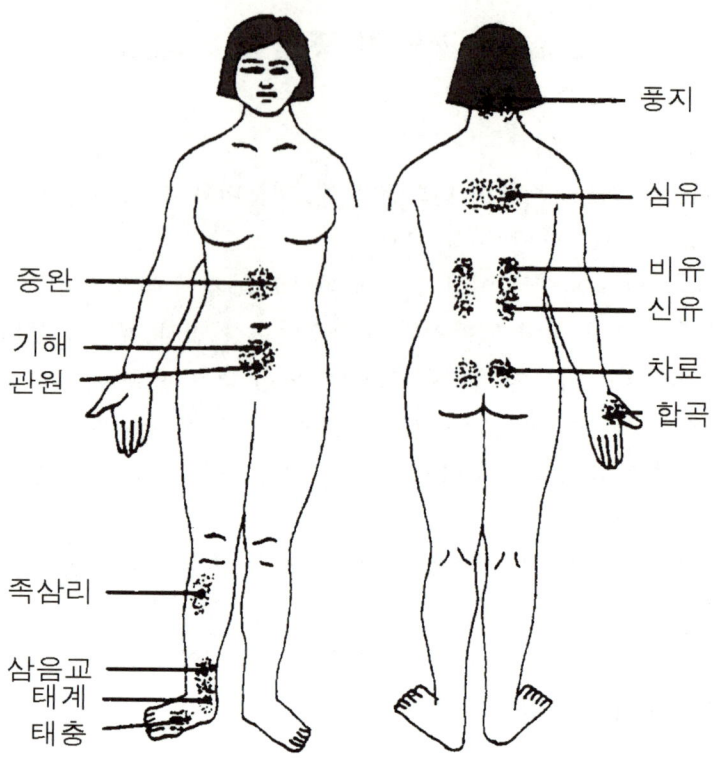

● 주의 사항

① 꽈샤 치료는 심리 치료를 같이 해야 하는데, 치료 기간이 비교적 길다.

② 이 병은 반드시 환자의 두터운 믿음과 안정을 바탕으로 이루어져야 한다.

제4장 오관과 병증

근시

 근시는 자주 볼 수 있는 안과 질병인데, 먼 곳에 있는 물체를 봤을 때 흐리게 보이며 가까운 물체는 뚜렷이 보인다. 눈이 붓고 머리가 아프며 눈이 쉬 피로해지는 증상을 동반하기도 한다.
 유전 인자와도 관계가 있고, 책을 읽을 때의 자세나 글씨를 쓸 때, 누워서 책을 보는 잘못된 습관도 병을 재촉한다. 어려서 TV를 너무 가까이에서 보는 습관이 원인이 되기도 한다.
 또, 전등불이 침침한 곳에서 공부를 하거나 흔들리는 차 안에서 책을 보는 것과도 관련이 있다.
 중의학에서는, 간신(肝腎)이 부족하고 기혈이 허약하여 오장의 정기(精氣)가 눈에까지 도달되지 못 하여 생긴다고 본다.

● 꽈샤 치료 부위와 방법

간유, 신유를 긁는다.
찬죽, 청명, 동자료, 승읍을 긁거나 점안하거나 뜬다.
풍지, 합곡, 광명을 점안한다.

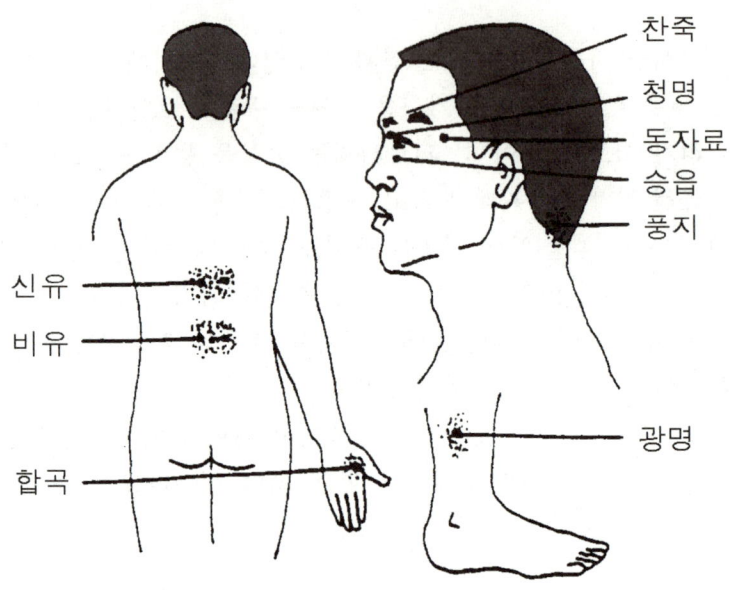

● 주의 사항

① 창문 너머 먼 곳을 자주 바라보는 것이 근시를 예방하는 좋은 방법이다.
② 오랜 시간 TV 보는 것을 금한다.

청광안

　청광안(靑光眼)은 안구 내의 압력이 증가하는 질병인데, 흔히 볼 수 있는 병으로서 눈이 멀 확률이 가장 높은 눈병이다.
　주요 증상으로는 두통과 함께 눈이 붓고 아픈 증세가 있고, 시력이 점점 나빠지고, 사물을 보면 무지개 빛으로 보이고, 두통이 점점 심해지는 증세가 있고 오심, 구토, 결막 충혈, 각막이 혼탁해지는 등의 증상을 동반한다.
　오래도록 낫지 않으며 결국에는 실명에까지 이른다.
　중의학에서는 청맹(靑盲)이라고 하는데, 그 병인과 구성은 이렇다. 간신(肝腎)의 음이 부족하여 정혈(精血)이 소모되고 정기가 자라지 못하며 눈이 수분을 잃거나, 혹은 심장에 손상이 오고 신기(神氣)가 허해지고 신광(神光)이 소모되어 시력이 천천히 떨어진다.

● 꽈샤 치료 부위와 방법

풍지, 간유, 담유를 긁는다.
찬죽, 동자료, 사백을 긁거나 점안한다.
합곡, 삼음교, 태계, 태충을 긁거나 문지른다.

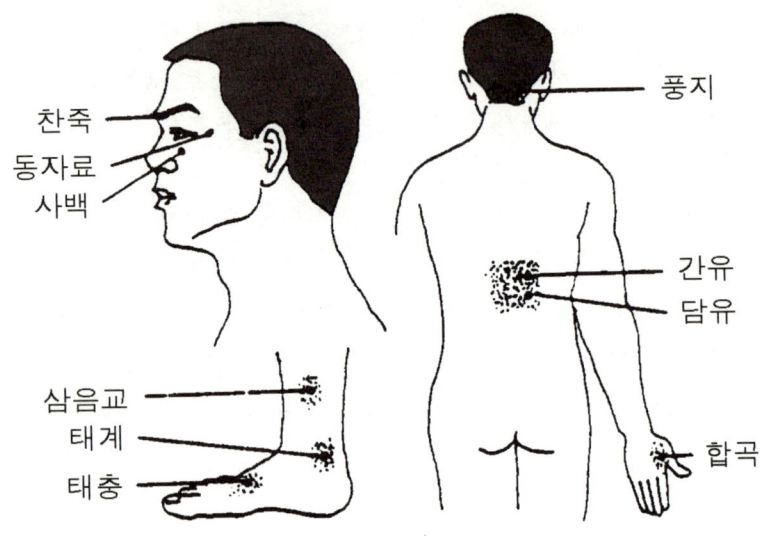

● 주의 사항

① 이 병은 초기에 치료하지 않으면 어려워진다.
② 평소 마음과 정서 안정이 필요하며 부부 생활을 절제하고 피로한 육체 노동을 피하며 약물 복용에 특히 주의한다.

백내장

　노년기에 자주 보는 눈병인데, 대사(代謝) 장애가 원인이며 수정체 부분이나 눈 전체가 흐려지고 시력 장애를 일으키며 나중에 실명이 되는 질병이다.
　주요 증상은 시력이 분명치 않고 점점 나빠지며 눈 앞에 검은 그림자가 나타나는데 안구가 운동할 때 그림자도 따라서 움직이기도 하고 겹쳐서 나타나기도 한다.
　당뇨병을 오래 동안 방치하면 백내장이 오는 사람이 많다.

● 꽈샤 치료 부위와 방법

백회를 점안하고 풍지를 뜯고 간유, 신유를 긁는다.
사죽공, 찬죽, 사백을 긁거나 점안한다.
합곡, 태계, 태충을 긁거나 문지른다.

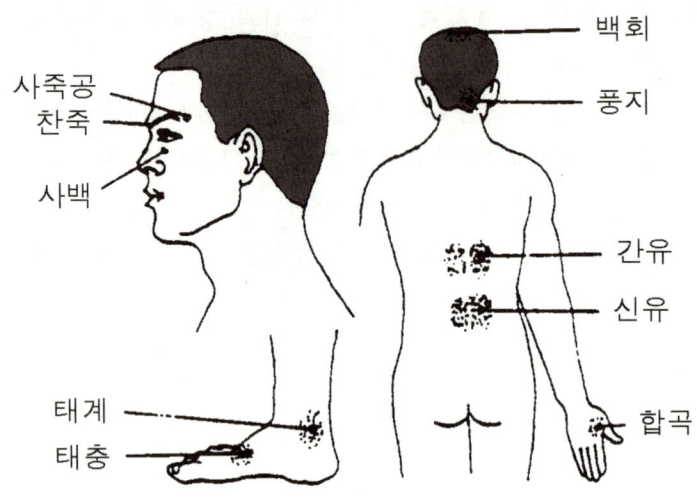

● 주의 사항

① 백내장은 일찍 발견하고 꽈샤 치료를 하면 수정체가 더 흐려지는 것을 막거나 고칠 수 있다.

맥립종 (다래끼)

　맥립종(麥粒腫)은 눈꺼풀의 속눈썹 모낭 피지샘이나 눈꺼풀샘에 생기는 급성 화농성 염증이다. 병의 초기에는 눈꺼풀이 가렵고 아프며, 환부의 속눈썹 모낭 뿌리 부분의 피부가 빨갛게 부어오르며 딱딱한 결정이 생긴다.
　가벼운 증세는 며칠 후면 없어지지만, 중한 증세는 부어올라 열이 나고 통증이 심해지고 손으로 만질 수도 없이 아파온다. 화농이 생기며 썩어서 고름이 나온 후에는 저절로 치료가 되지만 재발 가능성이 있다.
　중의학으로 보면, 내부의 비위(脾胃)에 쌓여 있던 열독이나, 밖에서 들어온 풍열사(風熱邪) 독이 눈꺼풀 피부 근육의 경락을 막아 형성하는 것이다.

● 꽈샤 치료 부위와 방법

풍지, 천주를 뜯고 신주, 간유를 긁는다.
찬죽, 태양, 승읍, 사백을 긁거나 점안한다.
곡지, 합곡, 삼음교, 행간을 긁거나 문지른다.

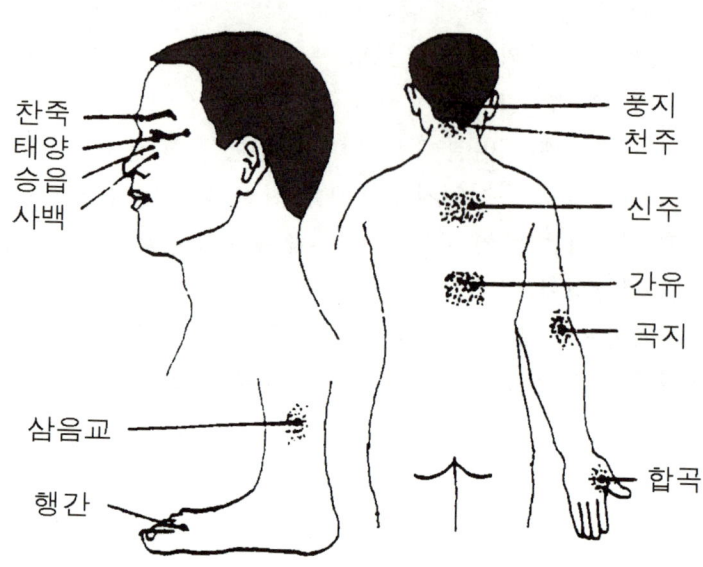

● 주의 사항

① 자꾸 손으로 만지거나, 눈이 피로하면 염증이 확산될 수가 있다.
② 이 병은 꽈샤 치료를 하면 좋은 효과를 볼 수 있다.

이명 (귀울림)

이명(耳鳴)은 한 쪽 귀나 두 쪽 귀 모두에서 소리가 나는 청각 이상이다. 매미 울음 소리 같은 것이 들리거나 기차, 비행기 소리나 때로는 폭포수 소리 같은 것이 들리지만 실제로 그런 것은 아니고 단지 환자 스스로가 느끼는 증상일 뿐인데, 심한 병을 앓고 있을 때도 나타난다.

조용한 환경에서는 소리가 더욱 뚜렷이 나타나고 변함없이 계속 들리기 때문에 정상적인 청각에 장애를 준다.

중의학에서는 이 증상을 허와 실로 나누는데, 허증(虛症)은 허혈이 원인이며 신음(腎陰) 부족으로 인해 발생하는 것이며 현기증, 눈앞이 어지럽거나 허리가 아픈 증상을 수반한다.

실증(實症)은 격노하여 간이 상했기 때문이며 간담의 화(火)가 거꾸로 올라와 북소리 같이 큰소리가 들린다.

● 꽈샤 치료 부위와 방법

각손, 이문, 청궁, 청회, 계맥, 우풍을 긁거나 점안한다.
소해, 태계를 긁거나 문지른다.

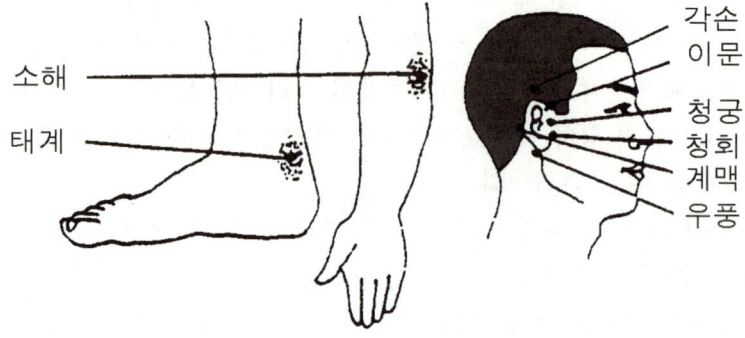

● 주의 사항

① 평상시 너무 지나치게 일을 하지 말고 너무 기쁘거나 화내는 것을 삼가하고 부부 관계를 절제한다.
② 꽈샤 치료로 일정한 효과를 볼 수 있다.

이농(청각 장애)

이농(耳聾)은 정도가 다른 청력 감퇴를 말하는데, 청력 손실이 심한 경우에는 큰 소리도 전혀 안 들린다.

청각은 외이, 중이, 청골, 청신경을 통해 뇌의 청각 세포에 도달하는데 이 계통의 어떤 부위에 장애가 있든지 하면 청력이 감퇴된다.

흔한 원인으로는 중이염, 내이염, 미로염, 이경화, 귓속에 종기가 생겼을 때, 약물에 중독되었을 때나 내이 진동, 노인성 청각 장애로 인한 이농 등이 있다.

중의학에서는 격노하거나, 놀라거나 심한 두려움, 밖에서 풍사(風邪)가 소양경기(少陽經氣)를 막거나 신기(腎氣)를 쇠약하게 하여 생긴다고 본다.

● 꽈샤 치료 부위와 방법

이문, 청궁, 청회, 계맥, 우풍을 긁거나 점안한다.
합곡, 중서, 협계를 긁거나 문지른다.

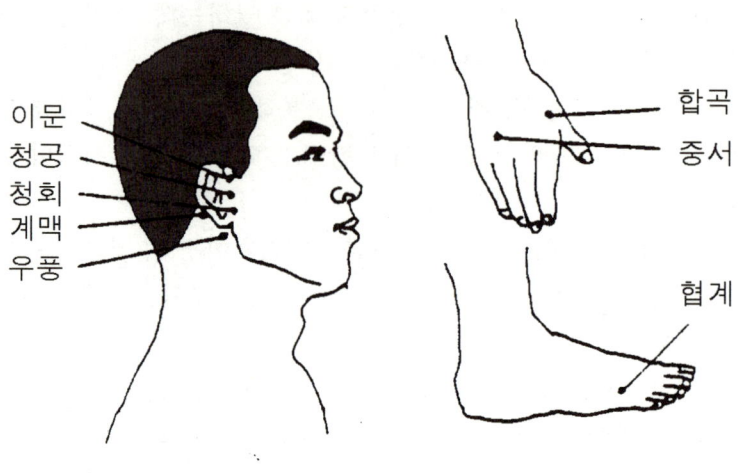

● 주의 사항

① 이미 완전히 청력을 잃은 사람은 치료가 곤란하지만, 청력이 조금이라도 남아 있는 사람은 꽈샤 치료로 분명히 효과를 볼 수 있다.

현운 (현기증)

'현(眩)'은 눈이 침침한 것을 가리키며 '운(暈)'은 머리가 어질어질한 것을 가리킨다.

눈 주위, 머리 위쪽으로 별이 보이거나 아찔한 증상인데, 증상이 가벼운 환자는 눈을 감으면 어지럼증이 곧 멈추지만, 병세가 중하면 배나 차를 타거나 여행으로 옮겨다니거나 오랜 시간 서 있으면 불안하고 오심(惡心 : 구역질), 구토를 하며 땀을 흘리고 심하면 어지러워서 넘어지기까지 한다. 갑자기 머리를 강하게 움직일 때 이런 증상이 나타나기도 한다.

고혈압이나 뇌동맥경화, 빈혈, 신경 쇠약, 내이 현운증, 뇌종양 등에 많이 나타나는 증상이다.

● 꽈샤 치료 부위와 방법

백회, 강간, 계맥, 풍지, 천주를 긁는다.
태양을 점안한다.
협계, 삼음교, 용천, 대돈을 긁거나 점안한다.

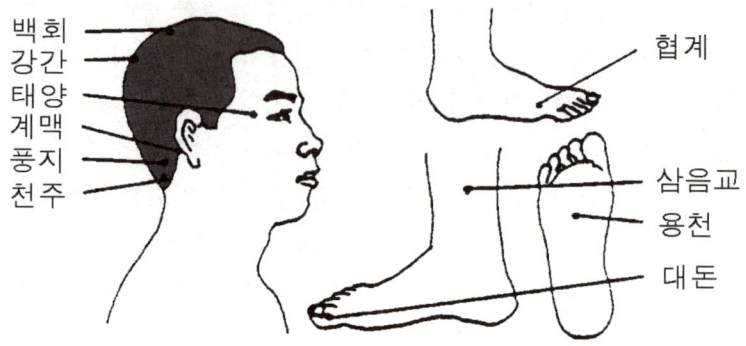

● 주의 사항

① 술, 담배를 피하고 부부 관계를 자제하며, 현기증을 일으킬 수 있는 각종 요인을 없앤다.
② 두개골이나 뇌의 병으로 인한 현운은 꽈샤 치료를 심하게 하는 것은 좋지 않다.

멀미

차나 비행기, 배를 탔을 때 생기는데, 불규칙적으로 흔들려서 몸을 진동하게 하여 체내의 평형 기관이 영향을 받아서 내이(內耳)에 있는 신경이 기능을 잠시 잃었을 때 나타난다. 또한 자율 신경이 혼란스러워지는 증상이 함께 나타난다.

멀미는 시각, 후각에 이상이 왔을 때도 발생하는데, 증상으로는 현기증이 나고 구역질과 구토가 나는 등이 있고 때때로 두통이나 번민, 얼굴색이 창백해지고 식은땀이 나며 팔다리나 몸의 근육이 자기도 모르는 사이에 불규칙하게 움직이는 증상을 동반하기도 한다.

중국에서는 차나 비행기, 배를 탔을 생긴다고 하여 각각 운차(暈車), 운기(暈機), 운선(暈船)이라고 한다.

● 쫘샤 치료 부위와 방법

백회를 점안하고 천주를 긁는다.
액문, 역태를 점안하거나 문지른다.

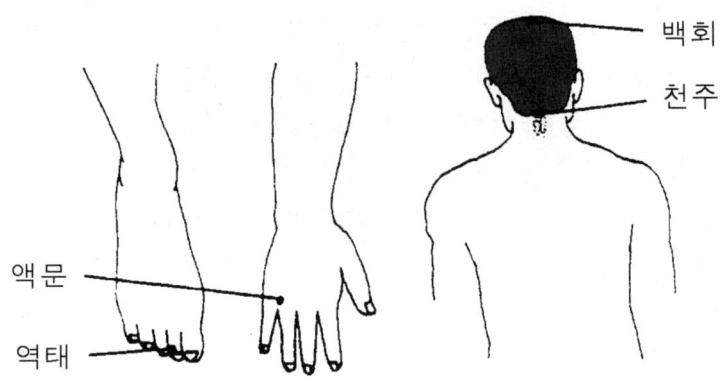

● 주의 사항

① 차나 비행기나 배를 타기 전에 미리 쫘샤 요법으로 예방하는 것이 좋다.
② 잠을 미리 충분히 자두어야 하고 도중에 몸이 불편하면 길게 숨을 쉬고 먼 곳을 바라본다.

코 피

　코피는 콧속의 상처나 외부에서 부딪치는 등으로 생기거나, 콧속의 막이 구부러지고 염증이 생겨서 나오기도 하지만 전신성 질병인 고열이나 고혈압으로 인한 것도 많다.
　여성은 월경 때 코피가 나오는 사람도 있는데 이것은 내분비계 이상으로 발생하는 것이다. 또한 기온이 높거나 공기가 너무 건조할 때도 출혈이 생길 수 있다.
　임상에서 보면 코피는 한 쪽에서 나오는 것이 많고 심하면 입에서도 동시에 나올 수도 있다.
　피를 너무 많이 잃으면, 얼굴색이 창백해지고 식은땀을 흘리며, 맥박이 빠르고 약하며, 혈압이 낮아지는 등의 증상이 나타나고 때로는 쇼크까지 일으킬 수가 있다.

● 꽈샤 치료 부위와 방법

상성, 영향을 점안한다.
대추를 긁는다.
합곡, 소상을 점안하거나 문지른다.

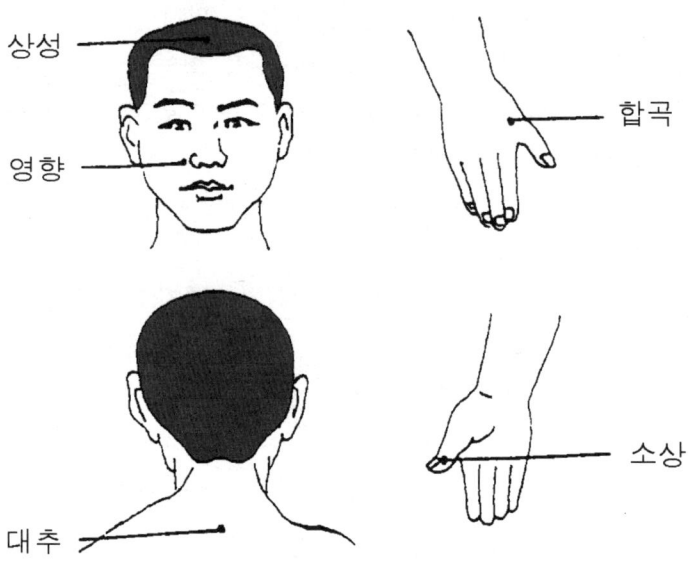

● 주의 사항

① 코피가 목구멍으로 넘어가 삼키지 않게 하고 족탕을 하는 등 다리를 따뜻하게 해준다.
② 습관적으로 코피가 나는 것은 별도의 꽈샤 치료를 받아야 한다.

만성 비염

콧구멍 점막과 점막 아래층에 생기는 만성 염증인데, 현대 의학에서는 만성 편도선염이나 비감염과 관련이 있다고 보고, 또 외부의 먼지, 해로운 기체, 건조, 고온, 빈혈, 결핵, 비타민 결핍으로 발생한다고 본다.

주요 증상으로는 가끔 혹은 지속적으로 코막힘, 콧물이 나오며 화농성 점액이 나오고 후각 기능이 떨어진다.

중의학에서는 비질(鼻窒)의 범주에 속하며, 폐와 비장의 기가 허하고 콧구멍이 막히거나 사독(邪毒)이 오래 머물고 혈이 뭉쳤을 때 발생한다.

● 꽈샤 치료 부위와 방법

백회를 점안하고 풍지를 뜯고 풍문을 긁는다.
상성, 인당, 찬죽, 영향을 긁거나 점안한다.
곡지, 수삼리, 합곡을 긁거나 문지른다.

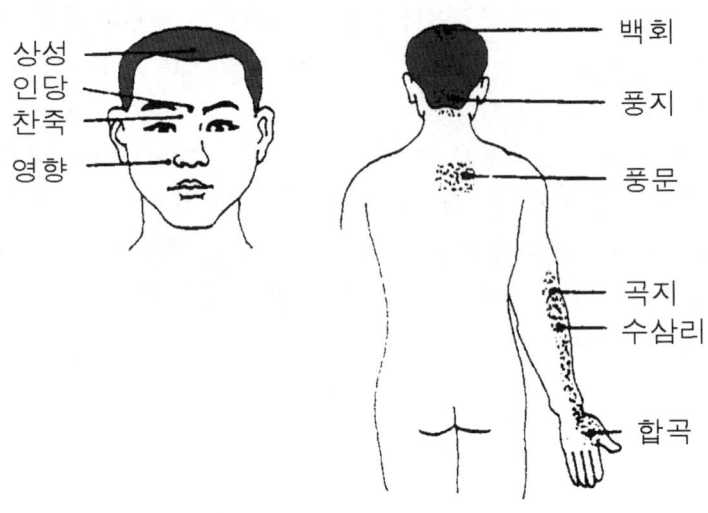

● 주의 사항

① 꽈샤 요법으로 시술하면 아주 빠르게 좋아질 수 있다.
② 평소에 얼굴에 건강 마사지를 스스로 하여 외사를 막는다.

과민성 비염

몸이 어떤 자극에 대하여 과도하게 반응해서 생기는 비정상적 코점막병이다.

현대 의학에서는 이 병을 정신 인자와 내분비 실조, 이상 반응 체질과 관련이 있다고 보며, 차고 더운 변화와 화학 기체, 자극성 냄새, 연기와 먼지, 꽃가루 등의 자극으로 생기는 발작이라고 한다.

주요 증상으로는, 콧속 가려움증, 연속 재채기, 맑은 콧물을 줄줄 흘리거나, 후각 감퇴, 코점막에 수종이 생기기도 한다.

중의학에서는, 비구에 속하며 원인은 폐의 기가 허약하거나 비위의 기가 허하고 풍, 한, 사가 침범하여 폐의 기가 통하지 못하고 콧구멍이 막히는 것 때문이다.

● 꽈샤 치료 부위와 방법

풍지, 폐유, 비유, 명문, 신유를 긁는다.

영향을 점안한다.

태연, 족삼리를 긁거나 문지른다.

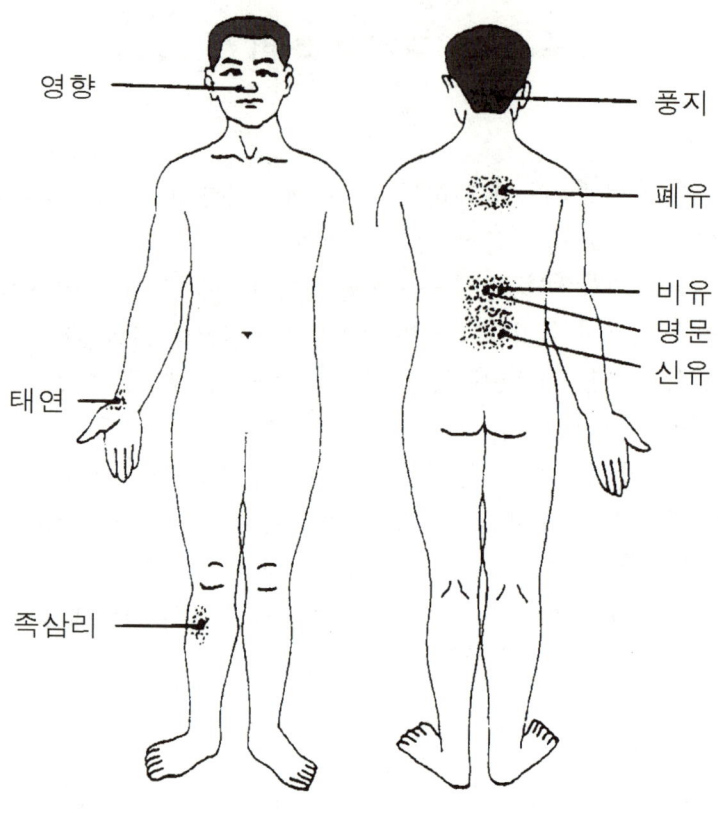

● 주의 사항

① 병의 과민 원인을 찾고 접촉을 피하는 대책을 찾는다.
② 얼굴에 가끔 건강 마사지를 한다.

만성 인후염

인후부의 점막이나 임파 조직, 점액선의 만성 염증을 가리키는데 급성 인후염이 치료가 안 되어 만성으로 변하는 것이다.

술, 담배를 오래 하거나 오염된 가루나 먼지가 호흡기에 감염되어 그렇거나 직업적으로도 생긴다.

주요 증상으로는, 목구멍에 이물질이 있는 것 같은 느낌이 들며 가렵고 뜨거우며, 투박하고 쉰 목소리가 나거나 발성에 장애가 있는 것 등이다.

분비물이 목구멍의 뒷벽에 달라붙어 걸쭉해지기 때문에 기침을 하거나 가래가 나온다.

중의학에서 보면, 후비(喉痺)에 속하는데 원인은 열사(熱邪)가 폐에 침범하여 위화(胃火)가 위로 올라와 담이 생성되고 신음(腎陰)의 소모, 허한 화(火)가 병을 일으킨다고 본다.

● 꽈샤 치료 부위와 방법

대추, 풍문을 긁는다.

인영, 천돌을 뜯는다.

곡지, 합곡, 척택, 어제, 소상, 풍륭, 태계를 긁거나 문지른다.

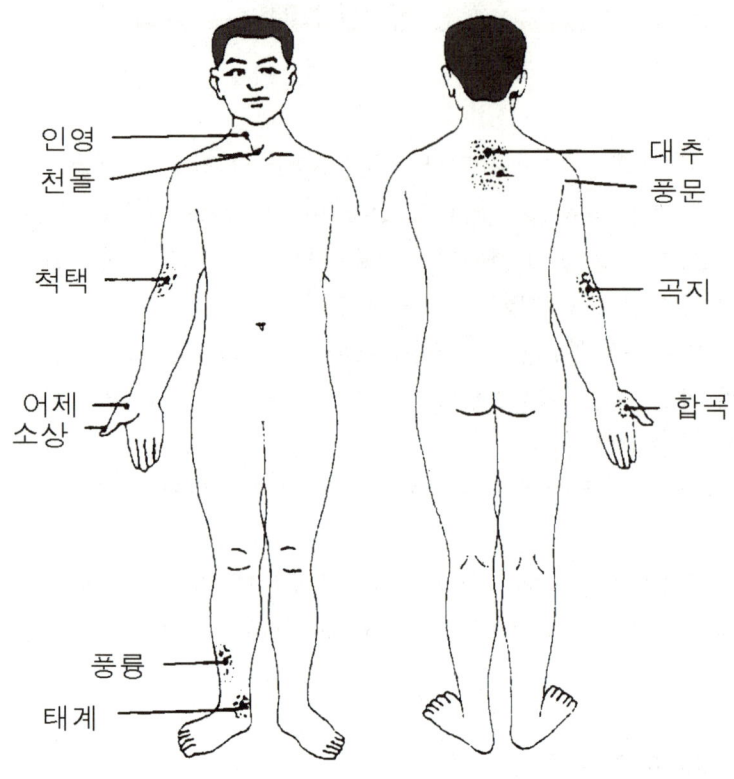

● 주의 사항

① 감기가 걸렸을 때 목을 많이 쓰지 않는다.

② 치료를 계속 미루면 체질이 약해지므로 빠른 조치가 필요하다.

편도선염

후두과에서 흔히 볼 수 있는 질병이며 소아나 젊은 층에 많이 발생한다.

공기 중의 세균이나 음식에 의한 병독 전염을 주원인으로 본다. 피로하거나 감기를 앓은 후 몸의 저항력이 약해졌을 때 감염되어 발생한다.

급성은 갑자기 목구멍이 아프며 침을 삼키기가 어렵다. 열이 나거나 춥거나, 목구멍이 자꾸 마르며 가렵고, 두통이나 전신이 아픈 증상을 동반한다. 입을 벌리고 들여다보면 편도선이 빨갛게 부어오른 것을 볼 수 있다.

중의학에서 보면, 유아(乳蛾)의 범주에 속하며 원인은 풍열의 사독이 침입하여 폐, 위의 화열(火熱)이 위로 증발하여 화독(火毒)이 인후를 덮쳐서 생기는 것이다.

● 꽈샤 치료 부위와 방법

천주를 뜯고 대추, 신유를 긁는다.

천돌을 뜯고 소상은 따주기를 한다.

공최, 곡지, 합곡, 태계, 내정을 긁거나 점안한다.

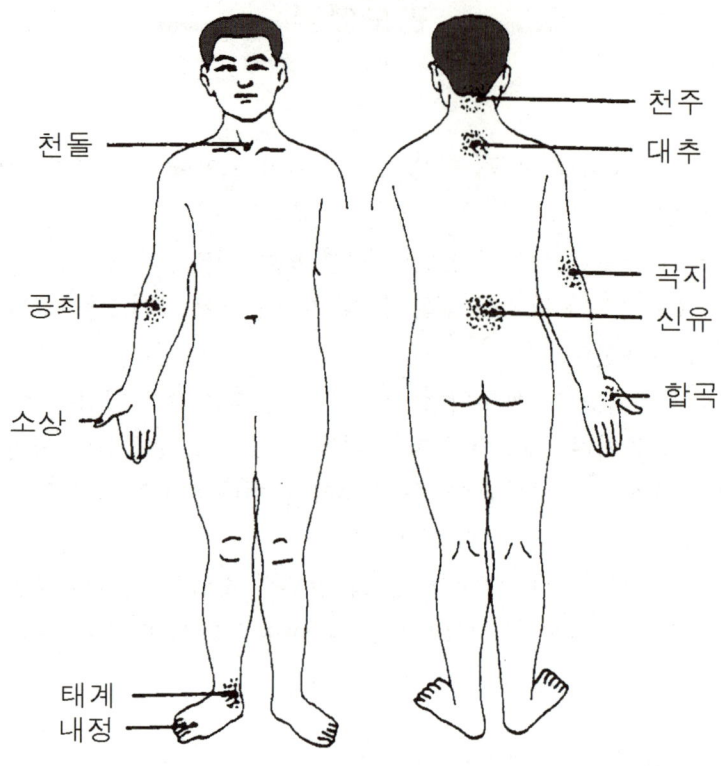

● 주의 사항
① 급성 편도선염은 반드시 휴식이 필요하다.
② 매운 음식과 술, 담배를 삼가며 찬바람을 쐬지 않는다.
③ 꽈샤 치료로 좋은 효과를 얻을 수 있다.

치 통

치통은 여러 가지 치아 질병과 잇몸병 등에서 흔히 볼 수 있는 증상이다.

현대 의학에서 보는 치통은 치아 자체나 치주 조직의 병이나, 관주염, 급성 화농성 악하염 등에 의해서 생긴다. 또, 신경 계통 질병이나 삼차신경통도 치통의 원인이 된다.

주요 증상으로는 치아가 아프고 쑤시며, 음식을 씹지 못하고, 차거나 뜨겁거나 단 것을 먹으면 통증이 더해지는 증상이 있다.

중의학에서는, 치통(齒痛), 아통(牙痛), 아치통(牙齒痛)으로 부르며 원인은 풍, 열의 사독(邪毒)이 맥락 순행의 길을 막아 신음(腎陰)이 부족하여 생긴다고 본다.

● 꽈샤 치료 부위와 방법

상치통 : 궐음유를 긁고 인중, 우풍, 하관, 협차를 긁거나 점안한다.
 온유, 합곡, 삼간, 태연, 내정을 긁거나 문지른다.
하치통 : 하관, 협차, 대영, 승장을 긁거나 점안한다.
 온유, 합곡, 삼간을 긁거나 점안한다.

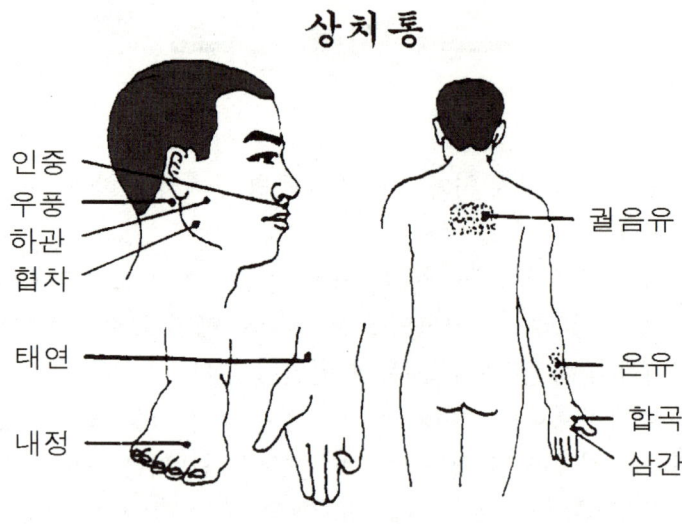

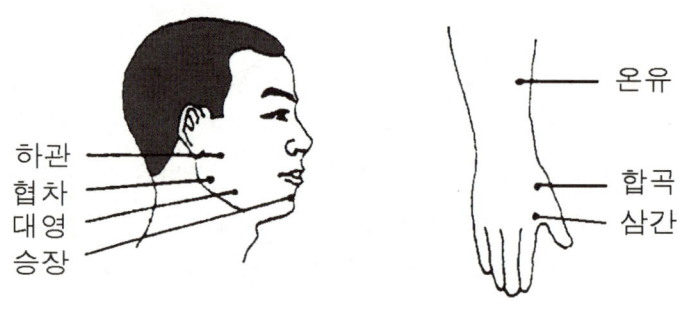

● 주의 사항

① 꽈샤 치료로 통증을 없애는 것 말고도 근본적인 치료를 위해 구강 검사나 치과 치료를 함께 받는다.

제5장 소아과 병증

소아 고열

　소아의 체온이 38.5도를 넘었을 때를 말하는데 고열을 일으키는 원인은 다양하고 복잡하다. 주로 외사(外邪)를 받아 생기던가 찬 기운을 받아 감기가 걸리는 등 사계절 발병이 가능하다.
　주요 증상은, 춥다고 느끼고 열이 나며, 전신에 통증이 오고, 밥을 잘 안 먹으려 하며, 기침을 하고, 코가 막히고 콧물이 흐르며, 재채기를 하는 등이다.
　심하면 체온이 40도 이상에 달할 수 있으며 코의 인두부가 빨갛게 부어오르고 편도선과 임파선이 붓고 어떤 경우에는 토하거나 설사를 하는 등의 위장 장애가 나타나기도 하며 고열 때문에 경련을 일으키기도 한다.

● 꽈샤 치료 부위와 방법

풍지를 뜯고 대추, 대저, 풍문과 앞가슴을 긁는다.
인당을 점안하고 소상을 따준다.
곡지에서 합곡까지 팔의 앞쪽과 바깥쪽을 긁는다.
복류를 긁거나 문지른다.

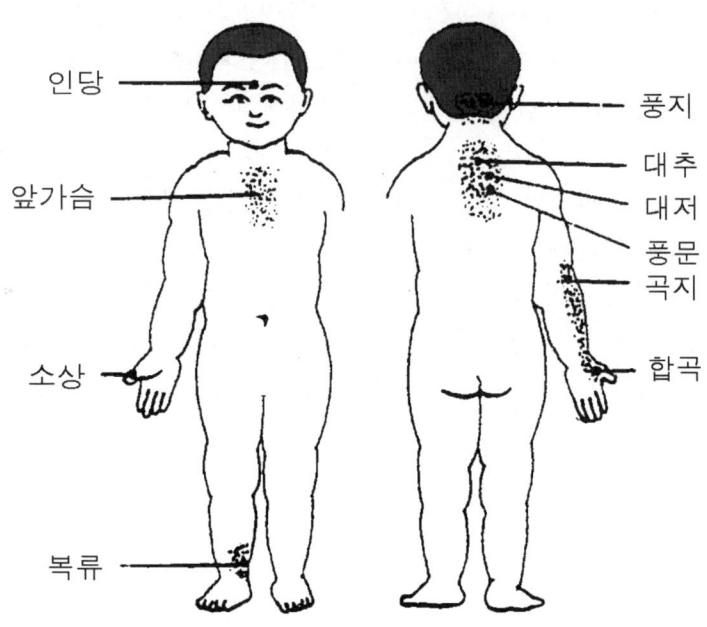

● 주의 사항

① 물을 많이 마시고 충분히 휴식을 취해야 한다.
② 소아 고열 때는 꽈샤 치료가 약물 치료에 비교하여 부작용이 없는 것이 좋은 점이다.

소아 경풍(경기)

주요 증상은 아이가 갑자기 의식을 잃고 눈동자가 위로 뒤집어지며 한 곳을 뚫어지게 쳐다보면서 움직이지 않는 사시가 되어버리고 얼굴 근육이나 사지가 굳는다.

발작 전에 잘 놀라고 구토, 발열이 있고 안색이 창백해지고, 손발이 차고, 호흡을 약하게 하며, 고개를 자주 흔들고, 눈을 자꾸 비빈다.

몸이 굳은 상태에서 경련을 일으키고, 심하면 목이 뻣뻣하게 굳고 대변과 소변을 싼다.

충격을 받거나 몸이 허약할 때, 풍사(風邪)와 화사(火邪)가 원인이며 한 살에서 다섯 살의 아이에게 사계절 모두 발생할 수 있다.

● 꽈샤 치료 부위와 방법

대추를 긁고 소상은 따주기를 한다
인중을 점안하고 곡지, 합곡을 긁는다.
양릉천, 족삼리, 태충을 긁거나 문지른다.

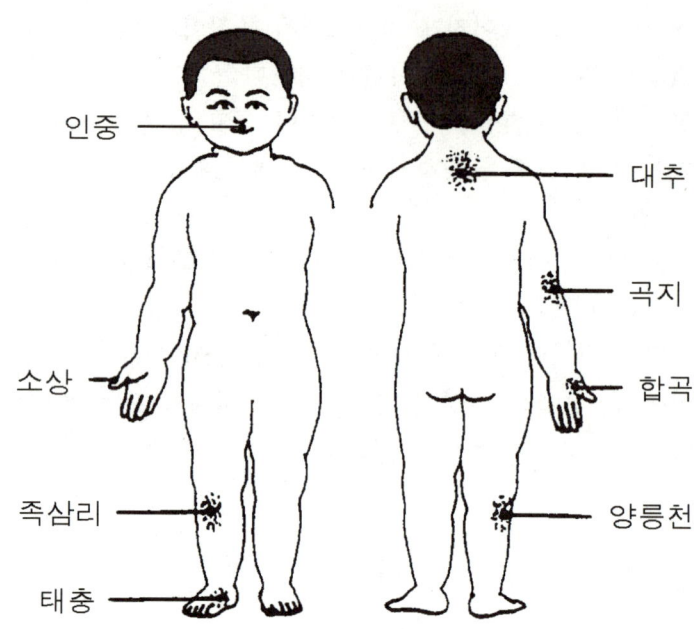

● 주의 사항

① 아이의 옷단추를 풀고 호흡하기 쉽게 해준다.
② 급할 때는 사지를 주무르고 문지르는 것도 좋다.
③ 회복 후에는 병의 원인을 밝혀 근본 조치를 취한다.

소아 기관지염

 소아 기관지염의 대부분은 호흡기·호흡도의 감염이나 전염병에 의해서 발생한다. 병원균은 여러 가지 병독이나 세균인데 유행성 감기나 홍역, 바이러스(폐렴 구균, 용혈성 연구균, 포도상 구균 등) 등이다.
 주요 증상은 기침이 많이 나며 처음에는 마른 기침만을 하다가 병의 진전에 따라 가래가 나오는데 너덧 살 이상의 아이는 가래를 뱉을 수도 있고 열도 많지 않지만 유아는 가래를 삼켜버리고 고열을 동반하고 또 호흡이 짧고 구토를 하는 등의 증상을 보인다.

● 꽈샤 치료 부위와 방법

견정, 폐유, 신주, 단중을 긁는다.
곡지, 수삼리, 공최, 태연을 긁는다.
풍륭을 긁거나 문지른다.

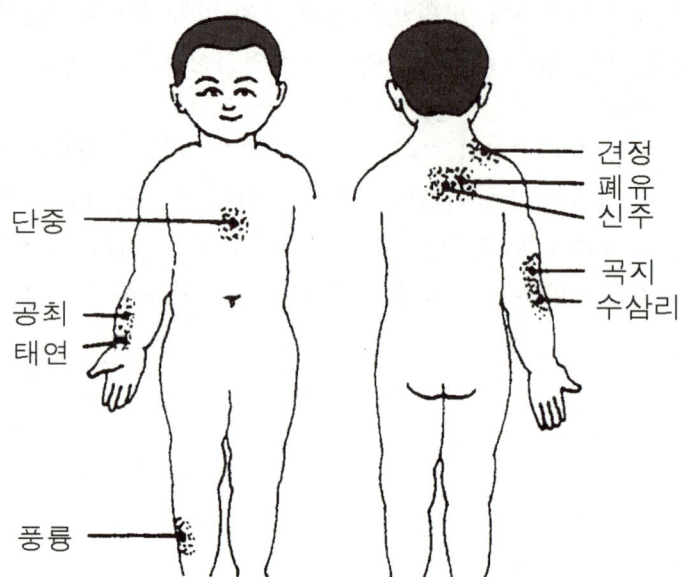

● 주의 사항

① 풍사(風邪), 한사(寒邪)를 받지 않도록 날씨 변화에 주의하여 옷을 잘 조절하여 입힌다.
② 꽈샤 치료와 함께 체력을 키우는 데 힘쓴다.

소아 폐렴

　소아 때 가장 자주 볼 수 있는 것이 기관지 폐렴인데 소엽성 폐렴이라고도 한다.
　기관지염을 일으키는 가장 흔한 병원체는 폐렴 쌍구균과 금황색 포도당 구균, 연구균인데 날씨가 갑자기 변하면 굉장히 피곤해하며 위장 기능이 약해지고 전염병에 잘 걸린다.
　주요 증상으로는 갑자기 열이 나고 기침을 하며 호흡이 빨라지고 심하면 숨쉴 때 기관지에서 소리가 난다.
　중의학에서는 외감해천(外感咳喘), 풍온(風溫)의 범주에 속하며 원인은 풍사(風邪) 등 외사를 받았을 때 폐기(肺氣)가 미처 대응하지 못하고 그 기능을 작용하지 못했을 때 발생하는 것으로 본다.

● 꽈샤 치료 부위와 방법

대추, 대저, 폐유, 신주를 긁는다.
척택, 공최, 족삼리를 긁거나 문지른다.
합곡, 풍륭, 중충을 긁거나 점안한다.

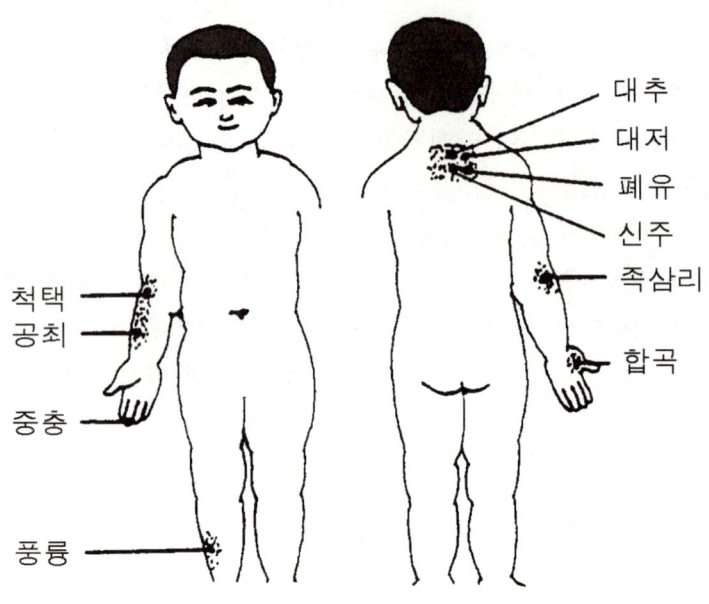

● 주의 사항

① 초기에 기관지염을 치료하지 않으면 폐렴이 되므로 평소에 호흡 기관 감염에 주의한다.

② 항생 물질을 투여하면서 꽈샤 치료를 하면 증상이 좋아지고 회복이 가능하다.

백일해

　백일해 간균(막대 박테리아)으로 인한 소아 급성 호흡도 전염병으로써, 백일해 왁찐 면역 주사를 맞지 않은 다섯 살 이하의 아동에게 걸리기 쉽다.
　주요 증상은 잠시 동안 경련성 기침을 하거나 소리가 나는 것이 특징이다. 초기 증상은 감기와 비슷한데, 제때 치료를 안 하면 병의 경과가 몇 달 동안 계속될 수 있다.
　중의학에서는, 돈해(頓咳), 계명핵(鷄鳴核)에 속하고 원인은 잠복되어 있던 담(痰)이 몸 안에서 막히거나 외부에서 풍사(風邪)가 들어와서 폐 기능을 실조(失調)시키는 것으로 본다.

● 꽈샤 치료 부위와 방법

풍문, 폐유, 신주를 긁는다.
척택, 내관, 합곡을 긁거나 점안한다.

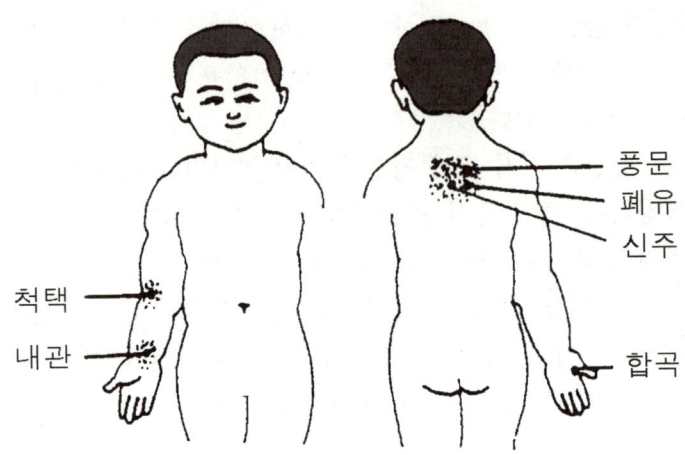

● 주의 사항

① 백일해는 전염성이므로 40일간 격리시켜야 한다.
② 반드시 백일해 예방 접종을 해야 하며, 발병하면 심각하게 생각하고 치료해야 한다.
③ 치료가 잘못 되어 폐렴이나 다른 좋지 않은 고질병이 되지 않도록 주의한다.

소아 영양 불량

　만성 영양 결핍의 일종이며 단백질·열량 부족성 영양 불량증이다. 유아 설사나 선천성 유문 협착증, 구개열, 급만성 전염병, 기생충병 등의 질병으로 인해 세 살 이하의 유아에게 있는 병이다.

　밥먹기를 싫어하고 구역질, 구토, 설사를 한다. 영양 불량증이 오래될수록 머리카락이 빠져서 숱이 적어지고, 머리는 크고 목은 가늘어지며, 배가 커지고, 대변은 마르거나 아니면 흐물흐물하고, 소변색이 탁하며 얼굴색은 청백해진다. 이런 아이일수록 편식을 좋아한다.

● 꽈샤 치료 부위와 방법

신주, 폐유, 위유, 중완, 천추를 긁는다.
족삼리를 긁거나 점안한다.

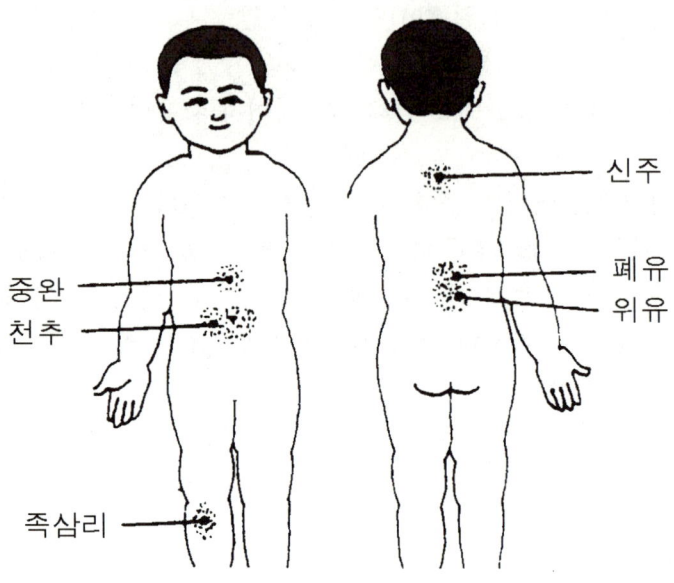

● 주의 사항

① 소아의 음식 섭취와 절제에 주의하며 장의 전염병이나 기생충의 발생을 예방한다.

② 꽈샤 치료 이외에도 척추를 위에서부터 아래까지 짚어주거나 추나 요법을 하면 치료 효과를 더 높일 수 있다.

소아 소화 불량

두 살 이하의 유아에게 자주 볼 수 있는 소화기 질병이다. 사계절 모두 발생 가능하나 여름과 가을에 많이 발병한다.

주요 증상으로는, 대변을 보는 횟수가 잦아지는데 심할 때는 하루에 10번까지 대변을 본다. 배변이 묽고 황록색이며 소량의 점액이 섞여 나오기도 하고 이유식을 소화하지 못하고 배설하기도 한다.

현대 의학에서는 이 병이 음식과 감염, 면역 등의 요인과, 날씨 변화와 불량한 위생도 밀접하게 관계가 있다고 본다.

● 꽈샤 치료 부위와 방법

신주, 대장유, 중완, 천추, 기해를 긁는다.
족삼리를 긁거나 문지른다.

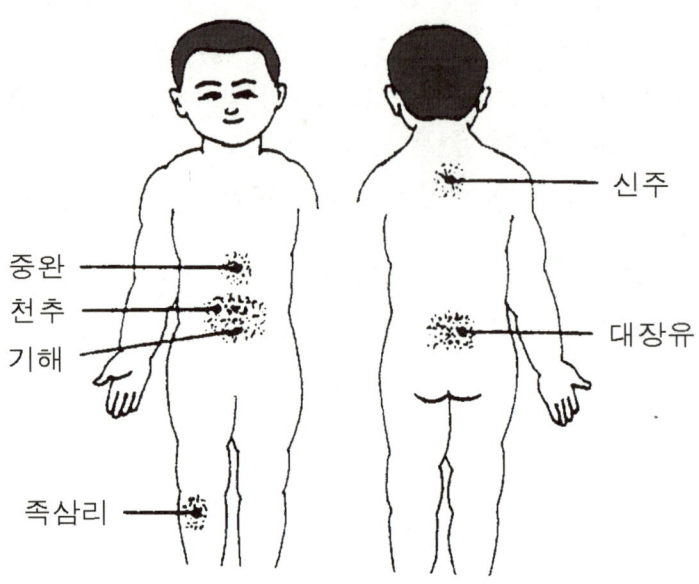

● 주의 사항

① 아이에게 모유를 먹이도록 하고 특히 여름철에는 이유식을 금한다.

② 치료 기간 중에는 위장의 부담을 덜어주어야 한다.

소아 유뇨

　소아 유뇨(小兒遺尿)를 뇨상(尿床 : 이불에 오줌을 누는 병)이라고도 하는데 세 살 된 아이가 소변을 가리지 못하고, 잘 때 이불에 싸는 병이다.
　세 살까지는 아직 발육이 다 되지 않아서 배뇨 습관이 생기기 전이라, 잠이 부족하거나 지나치게 피로하면 유뇨증이 잠시 동안 생기지만 이것은 병에 속하지 않는다. 그러나 매일 오줌을 싸는 게 습관이 되어버리면 병이다.
　현대 의학에서는 이 병을 대뇌 발육 부진, 척추 배열이나 요충병에 의해서, 또는 정신적 충격을 받았거나 환경이 새롭게 변했을 때 발병한다고 본다.
　중의학에서는 신기(腎氣)가 부족하여 허한(虛寒)이 나타나고 간경의 습열(濕熱)이 방광의 기화(氣化)를 잃게 한다고 본다.

● 꽈샤 치료 부위와 방법

신유, 방광유, 기해, 관원, 중급을 긁는다.
척택, 족삼리, 삼음교를 긁거나 문지른다.

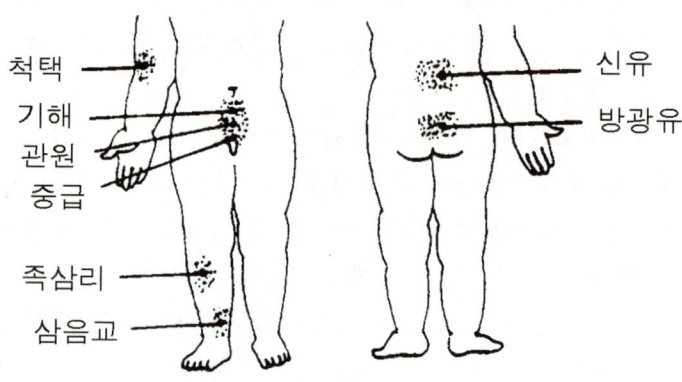

● 주의 사항

① 자기 전에 소변을 보는 습관을 길러주고 때리거나 무섭게 하여 아이가 두렵거나 공포를 느끼도록 하면 안 된다.

소아 변비

대변이 건조하고 단단하거나 힘들게 나오는 증상인데 주로 대장 기능 이상에서 온다.

음식이 내려가지 않고 장에 머물고 맺힌 것이 오래되어 열로 변하거나, 매운 음식을 많이 먹어 위장에 열이 쌓여 생긴다.

또, 기가 부족하면 음식물을 대장으로 내려보내는 힘이 약해지고, 혈(血)이 허하면 장도(腸道)가 건조해져서 수분이 부족한 대변이 된다.

중의학에서는 허비(虛秘)와 실비(實秘)로 나누어서 보는데, 허비는 몸이 수척하고 안색이 창백하고 입술이 붉은 기가 없으며 사지가 차고 소변이 맑고 대변이 고르지 않은 것이다.

실비는 얼굴과 입술이 붉고 입에서 냄새가 나며 혀가 건조하고 몸이 뜨거워 짜증스럽고 식욕이 떨어지고 목으로 신물이 넘어오고 소변이 붉고 대변이 건조하고 단단해 나오기 힘든다.

● 꽈샤 치료 부위와 방법

대장유, 천추, 좌복결을 긁는다.
지구, 족삼리를 긁거나 문지른다.

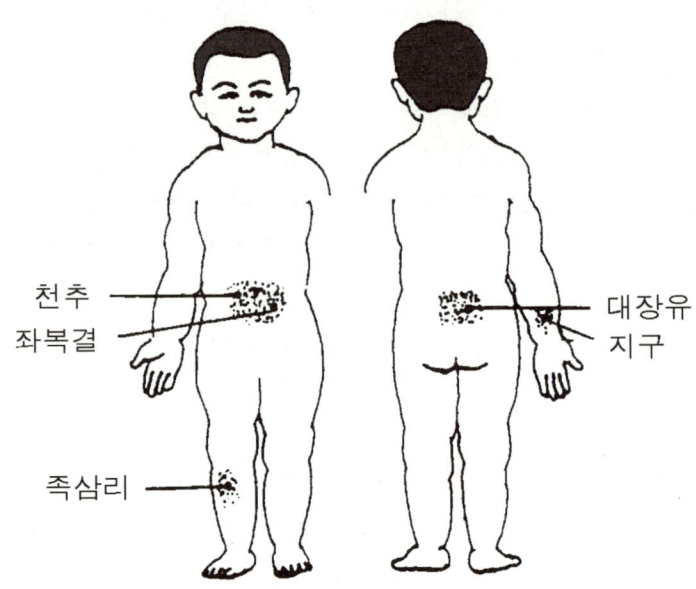

● 주의 사항

① 기름진 음식을 삼가하고 굵은 섬유질 식품을 많이 먹인다.
② 평소에 물을 많이 마시고 규칙적으로 배변하는 습관을 길러준다.

부 록

상용 혈위표
촌 분류별 취혈법
병별 꽈샤 부위 요약 정리

부록 I - 상용혈위표

경락	혈이름	위 치	증 상
수태음폐경	중 부	가슴 앞팍의 바깥 위쪽, 앞 정중앙에서 6촌 떨어진 곳, 제1 늑간틈 부분	기침, 가슴 답답할 때, 견배통, 음식을 삼킬 때 통증, 복부 팽만
	운 문	앞 정중앙에서 6촌 떨어진 곳, 쇄골 바깥끝의 아래 모서리 오목하게 들어간 곳	기침, 천식, 흉통, 가슴 빈열증, 견통
	척 택	팔꿈치 바깥쪽의 두 부분이 접히는 가로선 위	팔의 경련통, 기침, 옆구리와 가슴의 창만, 인후가 붓고 아플 때
수양명대장경	합 곡	손등, 제1·2 장골 사이, 제2 장골 중앙에 가깝다	두통, 치통, 발열, 목 아플 때, 손가락 경련, 팔 아플 때, 입과 눈이 돌아갔을 때, 변비, 생리를 안 할 때
	곡 지	팔을 구부려 직각이 되게 했을 때 팔꿈치의 가로선 바깥쪽 오목하게 들어간 곳	발열, 치통, 인후가 붓고 아플 때, 손과 팔이 붓고 아플 때, 팔꿈치가 아플 때, 고혈압
	견 우	삼각근의 윗면에서 팔을 수평으로 들었을 때 두 개의 오목한 곳이 생기는데, 앞쪽의 오목한 곳 중간	어깨의 통증, 견관절의 활동 장애, 한쪽의 마비
	영 향	콧구멍 바깥 모서리 중간 지점에서 0.5촌 떨어진 곳	코가 막혔을 때, 비염, 입과 눈이 돌아갔을 때

1촌(寸) = 약 3.3센티미터

경락	혈이름	위치	증상
족양명위경	승읍	똑바로 앞을 쳐다보고 동공 바로 아래, 눈 주위의 아래쪽과 눈알 사이	눈병, 눈이 빨갛게 붓고 아플 때, 바람을 맞고 눈물이 흐를 때, 두통, 현기증
	사백	똑바로 앞을 쳐다보고 동공 바로 아래 1촌, 눈 주위의 오목한 곳	입과 눈이 돌아갔을 때, 눈이 빨갛고 가려울 때, 두통, 현기증, 안면 근육 경련
	지창	입술 끝에서 수평으로 0.4촌 지난 곳	침을 흘릴 때, 입과 눈이 돌아갔을 때, 치통, 볼이 부었을 때
	협차	하악골의 외격 동맥 쪽으로 손가락 하나만큼 안쪽으로 오목한 곳, 씹을 때 교근이 튀어나오는 곳	눈과 입이 돌아갔을 때, 치통, 볼이 부었을 때, 아관탈구
	하관	광대뼈와 하악골 사이에 오목하게 들어간 곳(입을 벌리면 구멍이 막히고 입을 다물면 열린다)	안면 마비, 치통, 귀 먹은 데, 귀울림증, 현기증
	두유	이마의 양쪽 머리카락이 끝나는 곳으로부터 바로 위로 0.5촌	두통, 현기증, 안구 통증, 잘 보이지 않을 때, 기침이 올라오고 답답할 때
	인영	결후(목울대) 옆 1.5촌, 흉쇄 유돌근의 앞쪽	목구멍이 붓고 아플 때, 천식, 목이 부었을 때, 숨이 막히는 것 같이 답답할 때, 두통, 임파선 결핵, 목덜미에 혹이 났을 때

1촌(寸) = 약 3.3센티미터

경락	혈이름	위 치	증 상
족양명위경	유근	유두 바로 아래 제5 늑골 아래, 앞 정중앙선에서 4촌 떨어진 곳	기침, 천식, 딸꾹질, 가슴이 아플 때, 젖이 조금 나올 때, 가슴이 부었을 때
	천추	배꼽 옆의 2촌 되는 곳	설사, 변비, 복통, 월경 불순, 생리통, 대하, 이질
	족삼리	독비혈 아래 3촌, 경골의 앞쪽 모서리에서 바깥으로 손가락 하나 두께만한 곳	위통, 구토, 설사, 변비, 하지 마비, 무릎이 저리고 아플 때, 유통, 폐결핵
	상거허	족삼리혈 아래 3촌	배꼽이 아플 때, 설사, 변비, 경골 앞에 경련이 올 때, 하지 마비, 발에 힘이 없을 때
	하거허	상거허혈 아래 3촌	복통, 설사, 변에 피가 섞여 나올 때, 허리가 아플 때, 유통, 하지 마비, 발꿈치가 아플 때
	풍융	장딴지 앞의 바깥쪽 복사뼈와 아킬레스건의 중간 조구혈 바깥으로 손가락 하나 두께만한 곳	두통, 연통, 기침, 가래, 사지가 부을 때, 변비, 간질
	내정	발등의 제2·3 지골근 사이의 갈라진 곳 끝 부분	치통, 인후 종통, 와사, 위통, 신물이 넘어올 때, 설사, 변비

1촌(寸) = 약 3.3센티미터

경락	혈이름	위치	증상
족태음비경	삼음교	안쪽 복사뼈 가장 높은 부분부터 위로 3촌 되는 곳, 경골 안쪽면의 뒷모서리	불면, 복부 팽만으로 입맛이 없을 때, 유뇨, 소변이 잘 안 나올 때, 양위, 유정, 자궁 출혈, 대하
	지기	음릉천 바로 아래 3촌	복통, 설사, 수종, 소변이 잘 안 나올 때, 유정
	음릉천	경골의 내과 아랫모서리의 오목하게 들어간 곳	복부 팽만, 설사, 무릎 관절이 저리고 아플 때, 소변이 잘 안 나올 때, 월경 불순, 붉고 흰 대하
	혈해	무릎을 구부렸을 때 병골 안쪽의 윗모서리 위로 2촌 되는 곳	월경 불순, 생리통, 월경이 안 나올 때, 무릎 관절이 아플 때
	대횡	배꼽 옆으로 4촌	허한으로 인한 설사, 대변이 딱딱하게 얽혔을 때, 소변통
수소음심경	극천	겨드랑이의 정 가운데 부분	가슴이 답답할 때, 옆구리와 늑골이 아플 때, 심통, 심계항진증, 팔과 팔꿈치가 차며 마비가 올 때
	소해	팔꿈치를 구부렸을 때, 접히는 가로선의 안쪽 끝과 안쪽 팔꿈치 뼈의 연결선의 중간 지점	심통, 팔꿈치 경련통, 눈앞이 어지러울 때, 머리와 목이 아플 때, 겨드랑이와 옆구리가 아플 때, 갑작스런 벙어리, 간질

1촌(寸) = 약 3.3센티미터

경 락	혈이름	위 치	증 상
수 태 양 소 장 경	견외유	제1 흉추 극돌 아래 3촌 되는 곳	어깨와 등이 저리고 아플 때, 목(앞과 뒤)이 뻣뻣할 때, 상지에 냉통이 올 때
	견중유	제7 경추 극돌 아래 2촌 떨어진 곳	기침, 천식, 어깨와 등이 저리고 아플 때, 목이 뻣뻣할 때, 사물이 잘 보이지 않을 때
	관 료	눈꼬리 바로 아래의 광대뼈 밑 오목한 부분	입과 눈이 돌아갔을 때, 치통, 눈이 빨갛게 되었을 때
족 태 양 방 광 경	정 명	눈 안쪽 끝 옆으로 1촌	눈병
	찬 죽	눈꼬리의 오목한 곳	두통, 불면, 눈이 빨갛게 되었을 때, 눈과 입이 돌아갔을 때
	통 천	머리카락이 시작되는 곳부터 두부 중심선 위로 4촌, 그 양옆으로 1.5촌 되는 곳	두통, 현기증, 코 막힌 데, 코피, 축농증
	천 주	뒷꼭지 머리카락이 끝나는 곳부터 두부 중심선 위로 0.5촌, 그 양옆으로 1.3촌 되는 곳, 사방근의 바깥쪽 오목한 곳	두통, 목이 뻣뻣할 때, 코 막힌 데, 견정통

1촌(寸) = 약 3.3센티미터

경락	혈이름	위치	증상
수소음심경	통리	신문혈 위로 1촌	심계항진, 현기증, 연통, 갑작스런 벙어리, 혀가 굳고 말을 못할 때, 팔목이 아플 때
	음극	손목에 있는 가로선 위로 0.5촌, 척골쪽 완굴근의 건요골쪽 부분	심통, 골증도한, 토혈, 코피, 갑작스런 벙어리, 급성 인후염으로 인한 통증, 놀랐을 때
	신문	손목에 있는 가로선의 척골쪽 끝 부분 척골쪽 완굴근의 건요골쪽 오목하게 들어간 부분	심통, 놀랐을 때, 불면, 건망증, 유뇨증, 천식, 정신이상
수태양소장경	소택	새끼 손가락의 척골쪽, 손톱의 각진 곳으로부터 0.1촌 떨어진 곳	발열, 중풍으로 인한 혼미, 심통, 산후에 젖이 적을 때, 인후가 붓고 아플 때
	양곡	손등에 있는 가로선의 척골쪽 끝 부분 척골두 앞의 오목한 부분	두통, 현기증, 치통, 귀울림, 이농, 열병, 손목의 통증
	견정	겨드랑이 뒤의 주름 위로 1촌	어깨쭉지가 저리고 아플 때, 견관절을 움직이기 힘들 때, 사지 마비, 귀울림, 이농
	천종	양쪽 어깨쭉지골 밑의 정중앙	어깨와 등이 저리고 아플 때, 견관절 활동이 불편할 때, 목덜미가 뻣뻣하고 숨이 가쁠 때, 기침이 날 때

1촌(寸) = 약 3.3센티미터

경락	혈이름	위치	증상
족태양방광경	대저	제1 흉추 극돌 아래에서 옆으로 1.5촌 되는 곳	발열, 기침, 목이 뻣뻣할 때, 어깨쭉지가 저리고 아플 때
	풍문	제2 흉추 극돌 아래에서 옆으로 1.5촌 떨어진 곳	가벼운 감기, 기침, 발열, 두통, 눈이 어지러울 때, 목이 뻣뻣할 때, 요배통
	폐유	제3 흉추 극돌 아래에서 옆으로 1.5촌 떨어진 곳	기침, 숨이 찰 때, 가슴이 답답하고 아플 때, 과로로 등의 근육이 상했을 때
	절음유	제4 흉추 극돌 아래에서 옆으로 1.5촌 떨어진 곳	기침, 심통, 심계항진, 가슴이 답답할 때, 구토
	심유	제5 흉추 극돌 아래에서 옆으로 1.5촌 떨어진 곳	구토, 식도암, 숨이 찰 때, 기침, 자면서 땀을 흘릴 때
	간유	제9 흉추 극돌 아래에서 옆으로 1.5촌 떨어진 곳	황달, 옆구리와 늑골이 아플 때, 토혈, 눈이 빨갛게 되었을 때, 눈이 어지러울 때, 사물이 잘 보이지 않을 때, 척추와 등이 아플 때
족태음신경	유부	쇄골 아래 모서리, 앞 정중앙선에서 2촌 떨어진 곳	기침, 숨이 찰 때, **흉통**, 구통, 복부 팽만

1촌(寸) = 약 3.3센티미터

경 락	혈이름	위 치	증 상
수 절 음 심 포 경	곡 택	팔꿈치의 가로무늬선 위에서 이두박근의 척골쪽 건이 있는 부분	심통, 심계항진, 위통, 구토, 설사, 열병, 갈증이 나고 열이 오를 때, 기침, 팔꿈치 경련통
	내 관	손목에 있는 가로선 위로 2촌 손바닥 장근의 건과 요측와굴근의 건 사이	심통, 심계항진, 가슴이 답답할 때, 위통, 구토, 정신이상, 불면, 편두통
	중 충	중지 끝의 중간	심통, 중풍으로 인한 혼미, 혀가 굳고 말을 못할 때, 열병, 혀 아래가 붓고 아플 때, 중서 혼절, 소아가 밤에 울 때
수 소 양 삼 포 경	외 관	손등의 가로선 위로 2촌, 요골과 척골 사이	열병, 두통, 팔꿈치와 손가락이 아플 때, 구부리고 펴는 것이 힘들 때
	지 곡	손등의 가로선 위로 3촌, 요골과 척골 사이	귀울림, 이농, 갑작스런 벙어리, 옆구리와 늑골이 아플 때, 변비
	예 풍	유양 돌기부 앞 아래쪽, 귓볼 뒤의 아래 오목한 곳	귀울림, 이농, 입과 눈이 돌아갔을 때, 아관경련증, 치통

1촌(寸) = 약 3.3센티미터

경락	혈이름	위 치	증 상
족태양방광경	팔요	제1·2·3·4 저골 뒤의 구멍(상료, 차료, 중료, 하료로 구분)	허리와 다리가 아플 때, 비뇨생식계 질병
	위중	무릎 뒤의 가로선 중앙	요통, 무릎 관절을 접고 펴기 힘들 때, 반신불수, 복통, 토사, 소변이 잘 안 나올 때
	지실	제2 요추 극돌 아래에서 3촌 떨어진 곳	유정, 양위, 음부가 아프고 부었을 때, 소변이 잘 안 나올 때, 수종, 허리가 뻣뻣하고 아플 때, 월경 불순, 대하
족소음신경	승산	비장근의 양쪽 근육 사이에 오목하게 들어간 곳의 윗부분	허리와 다리가 아플 때, 비장근 경련, 치질, 변비, 산통
	곤륜	바깥쪽 복사뼈의 가장 높은 부분과 아킬레스건 사이에 있는 오목한 부분	요통, 두통, 목이 뻣뻣할 때, 눈이 어지러울 때, 코피, 발목이 삐었을 때
	용천	발가락을 구부렸을 때 오목하게 들어가는 곳의 중간	두상통, 현기증, 혼절, 불면, 소아 발열, 경풍, 변비
	태계	안쪽 복사뼈와 아킬레스건 사이에 오목한 부분	인후통, 치통, 불면, 유정, 양위, 월경 불순, 소변을 자주 볼 때, 요통

1촌(寸) = 약 3.3센티미터

경 락	혈이름	위 치	증 상
수소양삼초경	각 손	귀 위로 머리카락이 시작되는 곳	볼이 부을 때, 안구 각막증에 걸린 후 남은 흔적, 치통, 목이 뻣뻣할 때
	이 문	귀 주위 오목 들어간 곳의 앞쪽, 하악골 돌기 뒤의 오목하게 들어간 곳	귀울림, 이농, 귀에서 진물이 날 때, 치통, 윗이빨에 충치가 있는 치통
족소양담경	동자료	눈꼬리 옆으로 0.5촌, 눈 주위 뼈 바깥쪽에 오목하게 들어간 곳	두통, 눈이 빨갛고 부어 아플 때, 안구각막증에 걸린 후 남은 흔적
	양 백	앞을 똑바로 쳐다보아 동공 바로 위로 눈썹 위 1촌 되는 곳	두통, 눈이 어지러울 때, 눈이 아플 때, 사물이 잘 안 보일 때, 눈썹이 조금씩 움직일 때
	풍 지	목뒤 침골 아래의 양쪽, 흉쇄 유돌근과 사방근 사이의 오목하게 들어간 곳, 풍부혈과 수평	두통, 감기, 목이 뻣뻣할 때, 코피, 코막힘
	견 정	대추혈과 어깨윗뼈 연결선의 중간	목이 뻣뻣할 때, 어깨와 등이 아플 때, 팔을 위로 올리기 힘들 때, 산후에 젖이 안 나올 때
	거 료	골반과 대퇴골의 가장 높은 곳과 연결선의 중간 지점	요퇴통, 고관절이 저리고 아플 때, 산통

1촌(寸) = 약 3.3센티미터

경락	혈이름	위치	증상
족소양담경	환도	대퇴골의 가장 높은 곳과 저골관의 구멍과의 연결선에서 바깥쪽 1/3과 안쪽 2/3가 만나는 곳	요퇴통, 한쪽의 마비, 치질, 대하
	풍시	대퇴골 바깥쪽 중간, 무릎 뒤의 접히는 선 위로 7촌, 환자가 똑바로 서서 손을 다리에 대었을 때, 가운데 손가락이 닿는 곳	한쪽의 마비, 무릎 관절이 저리고 아플 때, 몸이 가려울 때, 무좀
	양릉천	비골의 소두뼈 앞 아래쪽의 오목한 곳	무릎 관절이 저리고 아플 때, 옆구리와 늑골이 아플 때, 하지 마비, 감각이 없을 때
	현종(절골)	바깥쪽 복사뼈의 가장 높은 곳으로부터 3촌, 비골의 뒷부분	두통, 목이 뻣뻣할 때, 하지가 저리고 아플 때
	구허	바깥쪽 복사뼈의 앞아래쪽, 발가락 장신근 바깥쪽의 오목한 곳	발목 관절이 아플 때, 가슴과 옆구리가 아플 때
	족임읍	발등의 제4·5 발가락근의 사이 끝에서 1.5촌 떨어진 곳	두통, 눈앞이 어지러울 때, 임파선 결핵, 옆구리와 늑골이 아플 때, 발이 붓고 아플 때, 발가락 경련통

1촌(寸) = 약 3.3센티미터

경 락	혈이름	위 치	증 상
족 결 음 간 경 (족 궐 음 간 경)	대 돈	엄지발가락 바깥쪽 발톱의 각진 곳으로부터 0.1촌 떨어진 곳	산통, 유뇨, 무월경, 자궁출혈, 정신 이상
	행 간	발등의 제1·2 발가락근 사이 끝 부분	두통, 눈앞이 어지러울 때, 눈이 빨갛게 부어 아플 때, 와사, 생리통, 대하, 중풍, 부골이 아플 때
	태 충	발등의 제1·2 발가락 뼈 결합부 사이에 오목하게 들어간 곳	두통, 현기증, 옆구리가 아플 때, 유뇨, 월경 불순, 인후통, 소아경풍
	음 포	대퇴골 위의 안쪽 뼈에서 4촌 떨어진 곳, 봉장근 뒤쪽	소복통, 유정, 유뇨, 소변 불리, 월경 불순, 임포텐츠
	족오리	곡골혈에서 2촌 떨어진 곳 바로 위로 3촌	소복통, 소변 불리, 고환이 붓고 아플 때
	음 염	곡골혈에서 2촌 떨어진 곳 바로 위로 2촌	월경 불순, 대하, 소복통
	장 문	제11 늑골 끝	가슴과 늑골이 아플 때, 복부 팽만, 가슴이 답답할 때, 설사

1촌(寸) = 약 3.3센티미터

경 락	혈이름	위 치	증 상
족절음간경	기 문	유두의 바로 아래쪽, 제6 늑간	가슴과 옆구리가 아플 때, 구토, 딸꾹질, 복부 팽만
독 맥	장 강	이골 끝 아래부터 0.5촌 떨어진 곳	설사, 변비, 탈항, 치질
	명 문	제2 요추 극돌 아래 부분	요추의 통증, 유정, 임포텐츠, 소변이 자주 마려울 때, 유뇨, 대하, 월경 불순
	대 추	제7 경추 극돌 아래 부분	감기, 발열, 기침, 천식(베개를 잘못 베고 자거나 한기가 들어서), 목이 뻣뻣할 때, 소아 경풍
	아 문	뒷머리 끝나는 곳의 중심에서 위로 0.5촌 되는 곳	갑작스런 벙어리, 혀가 굳어서 말을 못할 때, 정신 이상, 간질, 두통, 목이 뻣뻣할 때
	풍 부	뒷머리 끝나는 곳의 중심에서 위로 1촌 떨어진 곳	두통, 목이 뻣뻣할 때, 현기증, 말을 못할 때, 정신 이상, 간질, 중풍
	백 회	뒷머리 끝나는 곳의 중심에서 위로 7촌 떨어진 곳, 머리 꼭대기의 정중앙	두통, 어지러움, 혼절, 중풍으로 말을 못할 때, 간질, 탈항

1촌(寸) = 약 3.3센티미터

경 락	혈이름	위 치	증 상
독 맥	신 정	앞 머리카락이 시작되는 곳의 중심에서 위로 0.5촌 떨어진 곳	두통, 현기증, 불면, 축농증, 정신 이상
	수 곡 (인 중)	인중의 정중앙선을 3등분하여 위에서 1/3 내려간 곳	경풍, 입과 눈이 돌아갔을 때, 요추가 뻣뻣하게 굳었을 때, 정신 이상
임 맥	회 음	남성 : 음낭근 부분과 항문의 중간 여성 : 대음순 뒤의 모이는 곳과 항문 사이의 중간	소변이 잘 안 나올 때, 치질, 탈항, 유정, 양위, 월경 불순, 혼미, 정신 이상
	극 골	치골 연합 윗모서리의 중간 지점	소변이 잘 안 나올 때, 유뇨, 유정, 대하, 임포텐츠, 월경 불순
	중 극	배꼽 아래로 4촌 떨어진 곳	소변이 잘 안 나올 때, 유뇨, 산통, 유정, 조루증, 오로가 멈추지 않을 때, 임포텐츠, 월경 불순, 자궁 출혈, 대하, 자궁 탈수
	관 원	배꼽 아래 3촌	복통, 월경 불순, 대하, 생리통, 유뇨, 유정, 임포텐츠

1촌(寸) = 약 3.3센티미터

	혈이름	위 치	증 상
경 외 기 혈	인 당	양미간의 중간	두통, 코피, 축농증, 불면, 소아 경풍
	태 양	눈썹의 끝부분과 눈꼬리 중간에서 뒤를 향해 1촌 되는 부분의 오목한 곳	두통, 감기, 눈앞이 어지러울 때, 눈이 빨갛게 부어 아플 때, 눈과 입이 돌아갔을 때, 치통
	협 척	제1 흉추에서 제5 요추까지 각 척추 극돌 아래로 0.5촌 되는 곳	척추가 뻣뻣하고 아플 때, 창부 질환, 강장 작용
	교 궁	귓볼 뒤 예품에서 결분혈까지를 이은 선	두통, 어지러움
	자 궁	배꼽 아래 4촌에서 옆으로 3촌 떨어진 곳	자궁이 내려앉았을 때, 월경 불순, 생리통, 자궁 출혈, 산통, 요통

1촌(寸) = 약 3.3센티미터

혈이름	위 치	증 상
담유	제10 흉추 극돌 아래에서 옆으로 1.5촌 떨어진 곳	옆구리와 늑골이 아플 때, 입이 쓸 때, 황달, 가슴이 가득 찬 것 같을 때, 폐결핵
비유	제11 흉추 극돌 아래 옆으로 1.5촌 떨어진 곳	위통, 황달, 구토, 소화불량, 설사, 소아 만성 경풍
위유	제12 흉추 극돌 아래 옆으로 1.5촌 떨어진 곳	위통, 식도암, 소아가 젖을 토할 때, 소화 불량, 복부 팽만
삼초유	제1 요추 극돌 아래 옆으로 1.5촌 떨어진 곳	복장, 구토, 설사, 배에서 소리가 날 때, 허리와 등이 뻣뻣하고 아플 때
신유	제2 요추 극돌 아래 옆으로 1.5촌 떨어진 곳	신장이 허할 때, 요통, 유정, 조루, 월경 불순, 대하, 임포텐츠
기해유	제3 요추 극돌 아래 옆으로 1.5촌 떨어진 곳	요통, 치루, 생리통
대장유	제4 요추 극돌 아래 옆으로 1.5촌 떨어진 곳	허리나 다리가 아플 때, 과로로 요근이 상했을 때, 복통, 설사, 이질, 변비, 치루, 복부 팽만
관원유	제5 요추 극돌 아래 옆으로 1.5촌 떨어진 곳	요통, 설사, 유뇨증, 소변이 잘 안 나올 때
방광유	제2 저추 극돌 아래 옆으로 1.5촌 떨어진 곳	소변이 잘 안 나올 때, 유뇨, 설사, 변비, 허리나 등이 뻣뻣하고 아플 때, 유정
유부	쇄골 아래 모서리, 앞 정중앙선에서 2촌 떨어진 곳	기침, 숨이 찰 때, **흉통**, 구통, 복부 팽만

1촌(寸) = 약 3.3센티미터

혈이름	위 치	증 상
기 해	배꼽 아래 1.5촌	복통, 설사, 월경 불순, 유뇨, 유정, 변비
신 궐	배꼽의 정가운데	복통, 설사, 탈항, 병적인 유정
중 완	배꼽 위 4촌	위몽, 구토, 설사, 소화 불량, 변비
상 완	배꼽 위 5촌	복부 팽만, 변에서 피가 나올 때, 위통, 위가 더부룩 할 때, 구토, 딸꾹질, 소화 불량, 이질, 토혈
단 중	앞 정 중앙선의 제4 늑간 부분	천식, 가슴이 답답할 때, **흉통**, **심통**, 심계항진, 젖이 적을 때, 식도암
천 돌	가슴의 움푹 패인 곳 정가운데	천식, 객담이 멈추지 않을 때, **흉통**, 목구멍이 간지러울 때
승 장	턱의 오목한 곳 중앙	입과 눈이 돌아갔을 때, 치통, 갑자기 말이 안 나올 때

1촌(寸) = 약 3.3센티미터

부록 II - 촌 분류별 취혈법

부 위	처음과 끝 지점	촌의 분류	설 명
두 부	앞머리 시작되는 부분부터 뒷머리 끝나는 부분까지	12	머리카락의 끝이 부정확하여 미간부터 제7 경추 극돌까지 18촌을 잰다
	앞머리 시작되는 부분부터 미간까지	3	
	뒷머리 끝나는 부분부터 제7 경추 극돌까지	3	
	양쪽 머리카락의 각진 부분의 중간	9	양쪽 귀의 뒷뼈에서 가장 높은 곳 사이의 9촌을 잰다
흉 복 부	양쪽 유두 사이	8	흉부는 일반적으로 늑골간을 기본으로 취혈을 하는데, 각 늑골 하나는 1.6촌 정도이다
	흉골의 아랫면부터 배꼽까지	8	
	배꼽부터 치골의 연합 윗면까지	5	
	겨드랑이의 가로선부터 제1 늑골까지	12	
배 요 부	어깨쭉지골의 안쪽 모서리부터 등의 정중앙선까지	3	등 부분은 척추간을 기본으로 혈을 취한다

1촌(寸) = 약 3.3센티미터

부위	처음과 끝 지점	촌의 분류	설명
상지	겨드랑이의 앞쪽 가로 선부터 팔꿈치의 가로 선까지	9	상지의 안쪽과 바깥쪽
	팔꿈치를 접어 가로선 부터 손목을 접어 가로 선까지	12	
하지	대퇴골 위의 튀어나온 부분부터 무릎 중간까지	19	하지의 앞과 뒤, 옆쪽
	무릎 중간부터 발목의 바깥 복사뼈의 가장 높은 부분까지	16	
	치골 연합 부분의 윗면부터 대퇴골 안쪽에 튀어나온 부분 윗모서리까지	18	하지의 안쪽
	경골의 안쪽 튀어나온 부분 아랫면부터 안쪽 복사뼈의 가장 높은 부분까지	13	

1촌(寸) = 약 3.3센티미터

부록Ⅲ - 병별 꽈샤 부위 요약 정리

질 병	치료 부위
감기	중부 척택 소상 족삼리 풍지 대추 풍문 폐유 곡지 외관 합곡
기관지염	중부 단중 척택 태연 대추 풍문 폐유 신주 신유
기관지 천식	천돌 중부 단중 척택 태연 족삼리 대추 정천 풍문 폐유 신유 지실
폐기종	단중 척택 기해 태연 관원 족삼리 대추 정천 폐유
폐렴	단중 척택 공최 풍륭 대추 폐유 신주 심유 곡지 합곡
폐결핵	중완 열결 족삼리 삼음교 백로 폐유 고황 비유 위유
흉막염	단중 기문 척택 극문 족삼리 견정 폐유 비유 지구 양릉천 외구
딸꾹질	단중 기문 중완 내관 격유 간유
만성 위염	중완 장문 기해 족삼리 비유 위유
소화성 궤양	중완 기해 내관 관원 양구 간유 비유 위창 위유 양릉천
소화 불량	중완 천추 족삼리 삼음교 비유 위유
위하수	중완 대횡 기해 관원 족삼리 비유 위유
담석증, 담교통, 담낭염	기문 일월 양문 천종 담유 양릉천 담낭혈 광명 구허
복통	중완 천추 관원 양구 족삼리 위유 신유 대장유
만성 결장염	중완 천추 족삼리 비유 신유 대장유
세균성 이질	천추 기해 음릉천 상거허 하거허 비유 곡지 대장유 합곡

질 병	치료 부위
만성 간염	단중 기문 중완 음릉천 태충 대추 지양 간유 담유 비유 양릉천
변비	천추 복결 기해 관원 족삼리 공손 대장유 소장유 차료 지구
고혈압	태양 족삼리 삼음교 태충 풍지 견정 곡지
저혈압	중완 극문 관원 족삼리 용천 태충 백회 궐음유 격유 비유 지실 신유 풍시
관상 동맥 경화증	궐음유 신당 심유 지양 태계 곡택 내관 족삼리 삼음교
풍습성 심장병	궐음유 심유 영태 단중 거궐 관원 극문 내관 족삼리
폐심병	폐유 궐음유 심유 신유 단중 거궐 기해 관원 곡택 내관 족삼리 삼음교
심율 이상(부정맥)	궐음유 심유 비유 단중 거궐 내관 신문 족삼리
혈전 폐색성 맥관염	격유 곡지 단중 관원 위중 태충 양릉천 승산 혈해 족삼리
빈혈	고황 폐유 기해 족삼리 삼음교 용천
백혈구 감소증	백로 대추 격유 비유 기해 관원 족삼리
만성 신염	간유 비유 명문 삼초유 황문 신유 중완 수분 중급 음릉천 삼음교 복류 태계
비뇨 계통 감염	신유 차료 방광유 수도 중극 삼음교
비뇨 계통 결석	간유 비유 신유 방광유 지실 경문 중극 태충 음릉천 족삼리 삼음교
전립선염	신유 방광유 음릉천 삼음교 태계 기해 중급
양위(임포텐츠)	명문 신유 차료 관원 중급 음릉천 족삼리 태계

질병	치료 부위
유정	심유 명문 지실 신유 차료 관원 족삼리 삼음교 태계
조루증	심유 신유 지실 관원 대혁 신문 회음부 삼음교
갑상선 기능 항진증	풍지 풍문 신유 방광경 인영 천돌 내관 신문 수삼리 태충 음릉천 삼음교
당뇨병	폐유 이유 명문 삼초유 신유 양지 중완 관원 족삼리 삼음교 수천
비만	비유 위유 신유 중완 관원 풍륭 열결 양구 삼음교
두통	백회 완골 풍지 천주 견정 풍문 후두부 곡지 외관 합곡 열결 풍륭 혈해 음릉천 두유 태양 기해 족삼리 삼음교 태충 행간
편두통	풍지 유풍 두유 율골 태양 합곡 열결 양릉천 풍륭 혈해 족임읍
삼차 신경통	양백 찬죽 태양 협차 열결 사백 거료 합곡 하관 협차 승장 대영 합곡 협계
안면 신경 마비	풍지 양백 사백 지창 협차 유풍 합곡 내정
얼굴 근육 경련	찬죽 사백 지창 협차 우풍 합곡
늑간 신경통	대저 격유 담유 곡지 지구 신장 천계 단중 기문 장문 양릉천 태충 음릉천 행간
다발성 주위 신경염	견우 곡지 외관 양지 팔사 팔풍 비관 양구 족삼리 해계
신경 쇠약	풍지 심유 비유 합곡 내관 신문 족삼리 삼음교 태충
불면	백회 풍지 후두부 견정 백호 심유 족삼리 삼음교 신문 행간 여태 용천

질 병	치료 부위
건망증	백회 고황 심유 지실 차료 중완 대혁 내관 신문 족삼리 복결 중부
중풍 후유증	독맥 양측 방광경 견우 곡지 수삼리 양지 합곡 환도 양릉천 현중 비관 복토 족삼리 해계 태충
중서	백회 대추 흉협척 곡택 내관 신궐 관원 노궁 위중 용천
낙침	풍지 대추 견정 외관 현중
경추병	풍지 천추 견정 천종 대저 격유 신유 곡지 열결 합곡
견주염(오십견)	천추 견정 천료 천종 격관 견갑 견우 곡지 외관 결분 중부 견갑부 압통점
테니스 앨보우	견정 벽유 천정 소해 곡지 수삼리 합곡 척택 소해
늑연골염	풍문 격유 간유 중부 혹중 신장 자궁 단중 내관
만성 요통	지실 신유 대장유 위중 양릉천 위양 승산 곤륜
요추 간판 돌출증	신유 대장유 차료 환도 은문 위중 양릉천 승산 현종 곤륜
좌골 신경통	요유 대장유 환도 은문 위중 승산
풍습성 관절염 (류머티스)	독맥 방광염 팔꿈치 · 손가락 · 무릎 · 발가락 관절
무릎 관절통	위중 양릉천 승산 양구 슬안 내슬안 족삼리 음릉천
비장근 경련	위중 승근 승산 양릉천 외구
복사뼈 관절 급성 염좌	삼음교 태계 해계 곤륜 구허
발뒤꿈치 통증	태계 조해 수천 곤륜 해계 복참 신맥 압통점

질 병	치료 부위
치질	백회 신유 백환유 장강 치골 공최 관원 승산
탈항	백회 명문 대장유 차료 장강 기해 승산 족삼리
좌창(여드름)	폐유 곡지 신유 합곡 족삼리 풍륭 삼음교
심마진(두드러기)	견우 풍문 간유 곡지 어제 위중 양릉천 혈해 족삼리 삼음교
대상포진	곡지 지구 합곡 중서 내관 기문 혈해 삼음교 태충 규음
신경성 피부염	풍지 대추 격유 곡지 내관 신문 위중 혈해 음릉천 삼음교
습진	대추 견우 폐유 간유 비유 신유 곡지 합곡 신문 혈해 음릉천 족삼리 삼음교
월경 불순	간유 비유 차료 기해 관원 삼음교 은백 대돈
통경(생리통)	신유 포황 차료 기해 수도 관원 중급 혈해 삼음교
폐경	간유 비유 신유 차료 관원 대혁 합곡 혈해 음릉천 족삼리 지기 삼음교
대하증	기해 차료 대거 관원 중급 지기 삼음교
만성 반강염	신유 차료 대맥 기해 귀래 중급 혈해 음릉천 족삼리 복류 행간
자궁 탈수	백회 비유 신유 유도 기해 관원 음릉천 족삼리 삼음교 태충
임신 구토증(입덧)	비유 위유 중완 내관 족삼리 태충
산후 복통	요양관 관원 중급 혈해 족삼리 삼음교
산후 결유	간유 비유 천계 단중 유근 기해 관원 곡골 소상

질 병	치료 부위
유선 증생	견정 천종 간유 외관 옥우 단중 풍륭 태계 행간 협계
유선염	견정 천종 천돌 단중 족삼리
갱년기 종합증	풍지 심유 비유 신유 차료 중완 기해 관원 합곡 족삼리 삼음교 태계 태충
근시	간유 비유 찬죽 청명 동자료 승읍 풍지 합곡 광명
청광안	풍지 간유 담유 찬죽 동자료 사백 합곡 삼음교 태계 태충
백내장	백회 풍지 간유 신유 사죽공 찬죽 사백 합곡 태계 태충
맥립종(다래끼)	풍지 천주 신유 간유 찬죽 태양 승읍 사백 곡지 합곡 삼음교 행간
이명(귀울림)	각손 이문 청궁 청회 계맥 우풍 소해 태계
이농(청각 장애)	이문 청궁 청회 계맥 우풍 합곡 중서 협계
현운(현기증)	백회 강간 계맥 풍지 천주 태양 협계 삼음교 용천 대돈
멀미	백회 천주 액문 역태
코피	상성 영향 대추 합곡 소상
만성 비염	백회 풍지 풍문 상성 인당 찬죽 영향 곡지 수삼리 합곡
과민성 비염	풍지 폐유 비유 명문 신유 영향 태연 족삼리
만성 인후염	대추 풍문 인영 천돌 곡지 합곡 척택 어제 소상 풍륭 태계
편도선염	천주 대추 신유 천돌 소상 공최 곡지 합곡 태계 내정
치통	궐음유 인중 우풍 하관 협차 온유 합곡 삼간 태연 내정 하관 협차 대영 승장 온유 합곡 삼간

질 병	치료 부위
소아 고열	풍지 대추 대저 풍문 인당 소상 곡지 합곡 복류
소아 경풍(경기)	대추 소상 인중 곡지 합곡 양릉천 족삼리 태충
소아 기관지염	견정 폐유 신주 단중 곡지 족삼리 공최 태연 풍륭
소아 폐렴	대추 대저 폐유 신주 척택 공최 족삼리 합곡 풍륭 중종
백일해	풍문 폐유 신주 척택 내관 합곡
소아 영양 불량	신주 비유 위유 중완 천추 족삼리
소아 소화 불량	신주 대장유 중완 천추 기해 족삼리
소아 유뇨	신유 방광유 기해 관원 중극 척택 족삼리 삼음교
소아 변비	대장유 천추 좌복결 지곡 족삼리

양금생(楊金生) _ 지은이
중국 중의연구원 교수. 중국의학비약물요법학회 비서장.《북경꽈샤요법》의 저자.

왕경(王敬) _ 지은이
중국 중의연구원 교수. 북경꽈샤연구센터 주임.《중국부항건강법》의 저자.

이현초 _ 옮긴이
중국 중의연구원 북경침구골상대학원 학생.

이유선 _ 감수자
1945년 서울 출생. 건국대학교, 경희대학교 석사 과정 수료. 미국 이벤젤 대학교 박사 과정 수료. 중의꽈사요법 한국연구원장. 저서《어? 숟가락으로 병을 고쳐》출간 후 방송과 언론의 화제와 관심을 받았다.

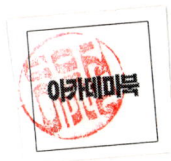

난치병을 이기는 중국 꽈샤 건강 요법

지은이 양금생 · 왕경
옮긴이 이현초
감수자 이유선
펴낸이 양동현
펴낸곳 도서출판 아카데미북
출판등록 제13-493호
주소 136-034, 서울 성북구 동소문동4가 124-2
　　　Tel 02-927-2345 Fax 02-927-3199

초판 1쇄 발행 2000년 3월 20일
초판 2쇄 발행 2008년 9월 10일

ISBN 89-87567-55-9 / 13510

※ 인쇄 상태나 제본이 불량한 책은 구입한 곳에서 바꾸어 드립니다.

www.academy-book.co.kr